레이키의 비밀

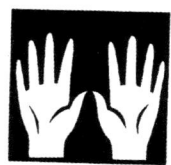

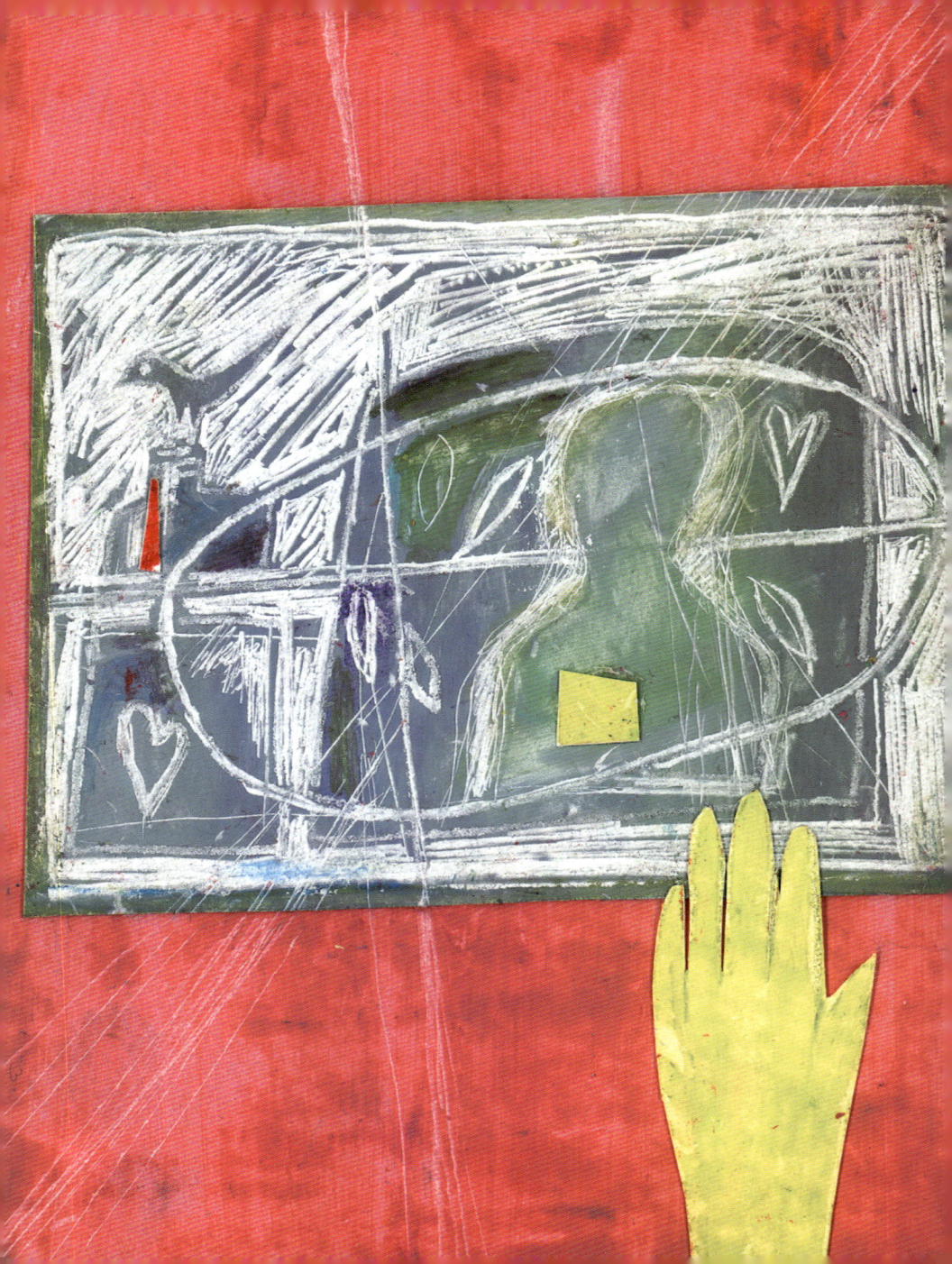

레이키의 비밀

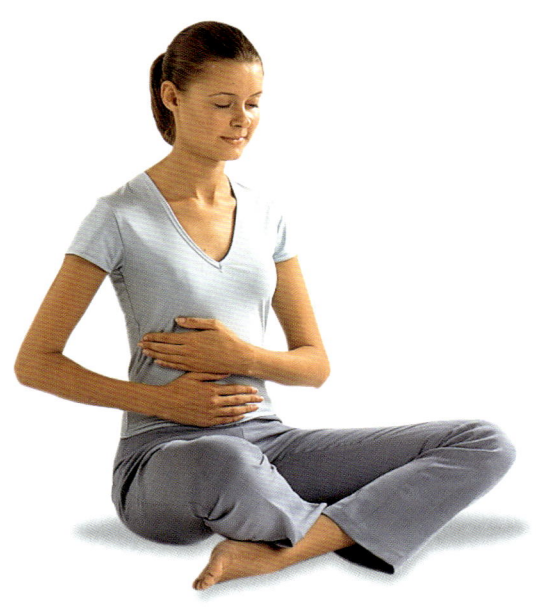

앤 찰리쉬, 안젤라 로버트쇼 지음
김병채, 김설아 옮김

 슈리 크리슈나다스 아쉬람

Secrets of Reiki
by Anne Charlish & Angela Robertshaw

Copyright © The Ivy Press 2001
All right reserved

Korean translation copyright © 2013 by Sri Krishnadass Ashram.

This translation of Secrets of Reiki originally published in English in 2001 is published by arrangement with THE IVY PRESS Limited.

2001년 영어로 출간된 레이키의 비밀의 한국어판 저작권은 베스트 에이전시를 통한 THE IVY PRESS Limited와의 독점계약으로 슈리 크리슈나다스 아쉬람에 있습니다. 저작권법에 의하여 한국 내에서 보호를 받는 저작물이므로 무단 전재와 복제를 금합니다.

목차

이 책의 사용 방법	6
들어가는 말	8
레이키의 힐링 정신	10
힐링받기	48
레이키를 배우는 방법	68
힐링하기	92
보상받기	144
레이키의 향상	176
용어 해설, 읽을 자료, 유용한 연락처	222
감사의 말	224

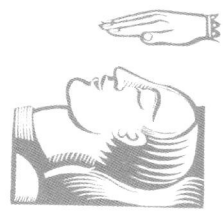 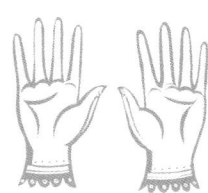 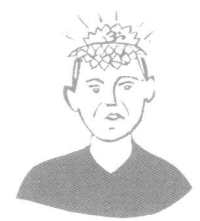

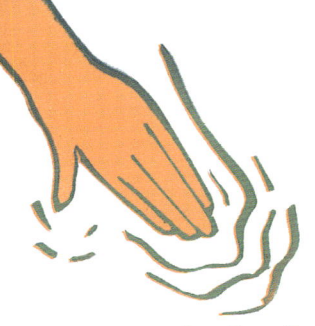

손을 통한 힐링
《레이키의 비밀》은 에너지를 전달하는 수단으로서 당신의 손을 활용하는 방법을 보여 준다.

이 책의 사용 방법

《레이키의 비밀》은 손으로 하는 힐링 방법을 위한 완벽한 가이드북이다. 이 책은 초보자뿐만 아니라 지식을 넓히려는 좀 더 경험이 많은 학생들에게도 적합한 책이다. 이 책은 사용의 편의를 위해 레이키 작용 방법과 힐링 방법을 일곱 개의 장으로 나누어 설명했다. 《레이키의 비밀》은 당신이 단계별로 요법을 학습하고 힐링을 전할 수 있도록 안내한다. 또한, 어떤 장에서는 레이키를 일상생활에 통합시키고 더욱 발전시키는 것에 관한 내용을 다룬다. 마지막 장에서는 레이키의 범위를 설명하고 이것을 최대한 활용하는 방법에 대해 제안한다.

주요 사항
이 책의 모든 주장과 신념들은 레이키 마스터들과 힐러들, 혹은 그 학생들과 고객들이 진심으로 믿어 온 것들이다. 출판업자나 저자는 이 책에서 설명한 사건, 주장, 신념에 대해 책임을 지지 않는다. 의학적이나 정신 의학적으로 문제가 있는 사람이라면, 레이키 과정을 시작하기 전에 먼저 의사와 상의하기 바란다. 레이키는 의학적 치료나 병원 치료, 정신 의학적 치료의 목적으로 만들어진 것이 아니다.

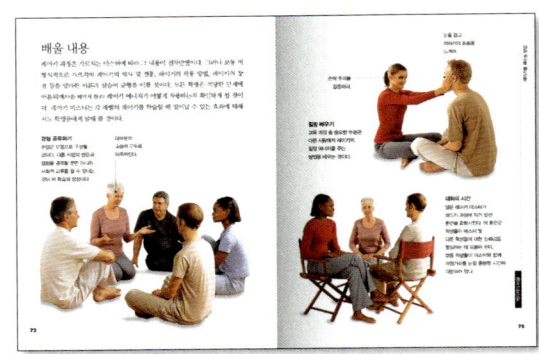

기초
이 책의 첫 장에서는 레이키란 무엇이며 레이키를 어떻게 배울 수 있는지 설명한다.

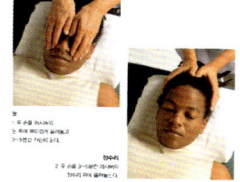
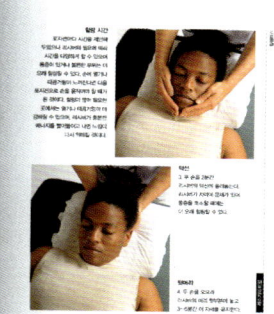

가정 실습

이 연습 페이지에서 힐링을 위한 모든 자세를 보여 준다.

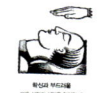
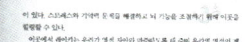

세부 내용

흑백 페이지에서는 각 힐링 포지션에 담긴 이론을 설명하여 연습 페이지를 보충한다.

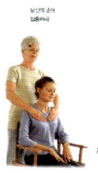
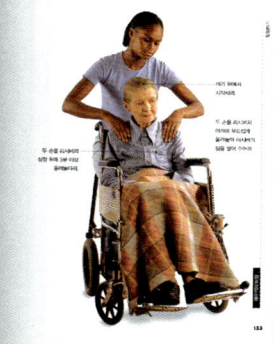

실생활의 적용

이 페이지에서는 배운 내용을 적용하고 활용하는 방법을 보여 준다.

들어가는 말

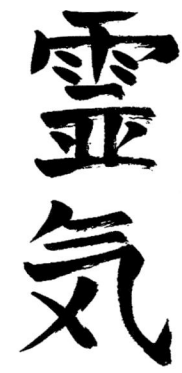

레이키
레이(Rei)는 "우주"를,
키(Ki)는 "생명력"을
의미한다.

레이키는 웰빙을 향상시키기 위해 우주의 에너지를 이용하는 한 방법이다. 이 책은 우스이 시키 료호(Usui Shiki Ryoho)로도 알려진 전통적인 우스이 레이키(Usui Reiki)에 중점을 둔다. 우스이 레이키는 간단하고 직접적이며 쉽게 접근할 수 있는 힐링의 한 형태이다. 레이키는 부드러운 손 기술을 통해 정신, 신체, 영혼에 평화와 균형을 가져다준다. 레이키 힐링은 레이키 지지자들이 모든 사람, 모든 사물의 일부분이라 믿고 있는 우주생명 에너지에 접근하는 것을 기초로 한다. 레이키 힐링을 자신의 삶에 활용하고자 하는 사람이라면 누구나 이 레이키 힐링을 사용할 수 있다.

레이키와의 만남

사람들은 레이키에 관해 거의 알지 못할 때조차도 이 레이키에 자주 이끌린다고 한다. 전통적으로 레이키 요법은 구두를 통해 마스터에게서 학생에게로 전달되었다. 그러나 최근에는 레이키가 더욱 확산되고 있으며 점차 많은 사람이 친구, 지인, 매체를 통해 레이키에 대해 듣고 있다.

헌신하기

레이키를 배우려면 먼저 당신 자신과 타인을 돕기 위해 성심껏 헌신해야 한다. 레이키 요법은 누구나 쉽게 배울 수 있고 접근할 수 있다. 그러나 이 요법을 사용하는 사람은 먼저 레이키 마스터로부터 어튠하거나 입문해야 한다.

처음에는 레이키 요법을 주로 자기 힐링이나 친구 및 가족을 돕는 데 사용한다. 많은 사람이 이 요법을 이용해 변화를 촉진하고 새로운 삶의 방식을 시작한다. 레이키는 신뢰 수준에서 작용한다고 한다. 힐링이란 반드시 필요한 치료가 아니기 때문에 힐링에 대한 특정한 기대치가 없을 수도 있다. 오히려 힐링은 완전함과 조화를 회복하는 것과 관련이 있다. 많은 레이키 지지자들이 레이키에는 지혜가 있으며 신체적인 힐링이 불가능할 때에도 레이키가 힘을 부여할 수 있다고 말한다.

레이키 존경하기

레이키의 힘을 존중하고 지금까지 이어져 온 단순한 전통을 존경하는 것은 오늘날과 같이 복잡한 세계에서 그 가치를 감사히 여기는 데 도움이 될 수 있다. 전통에 대해 배우면 이해를 증진시킬 수 있으나 레이키를 진정으로 이해하려면 경험해 보는 수밖에 없다. 이 책은 스스로 레이키를 경험해 보고자 하는 사람들을 돕기 위해 만들어졌다.

삶과의 연결

레이키를 시작하면 삶 자체와 더욱 깊게 연결되어 우리가 누구이며 이 세상에서 우리의 위치가 어디인지 발견하는 데 도움이 된다.

레이키의
힐링 정신

누구나 자신을 치유하고 다른 사람들의 힐링 과정을 돕는 능력이 있다. 우주 에너지는 누구에게나 흐르지만, 스트레스와 질병 때문에 이 흐름이 차단될 수 있다. 레이키는 손을 이용해 이러한 장애물을 제거하고 신체의 에너지 흐름을 회복시킬 수 있는 무척 간단하면서도 강력한 힐링 방법이다. 레이키 정신은 도전적이고 보상적이며, 영적 탐구와 발견이라는 여정으로 당신을 인도할 수 있다. 이 활력을 주는 힘은 자신을 정서적 존재로서 느끼고 상황에 창의적으로 대응하며 당신의 인생을 통해 선을 행하는 힘을 줄 것이다.

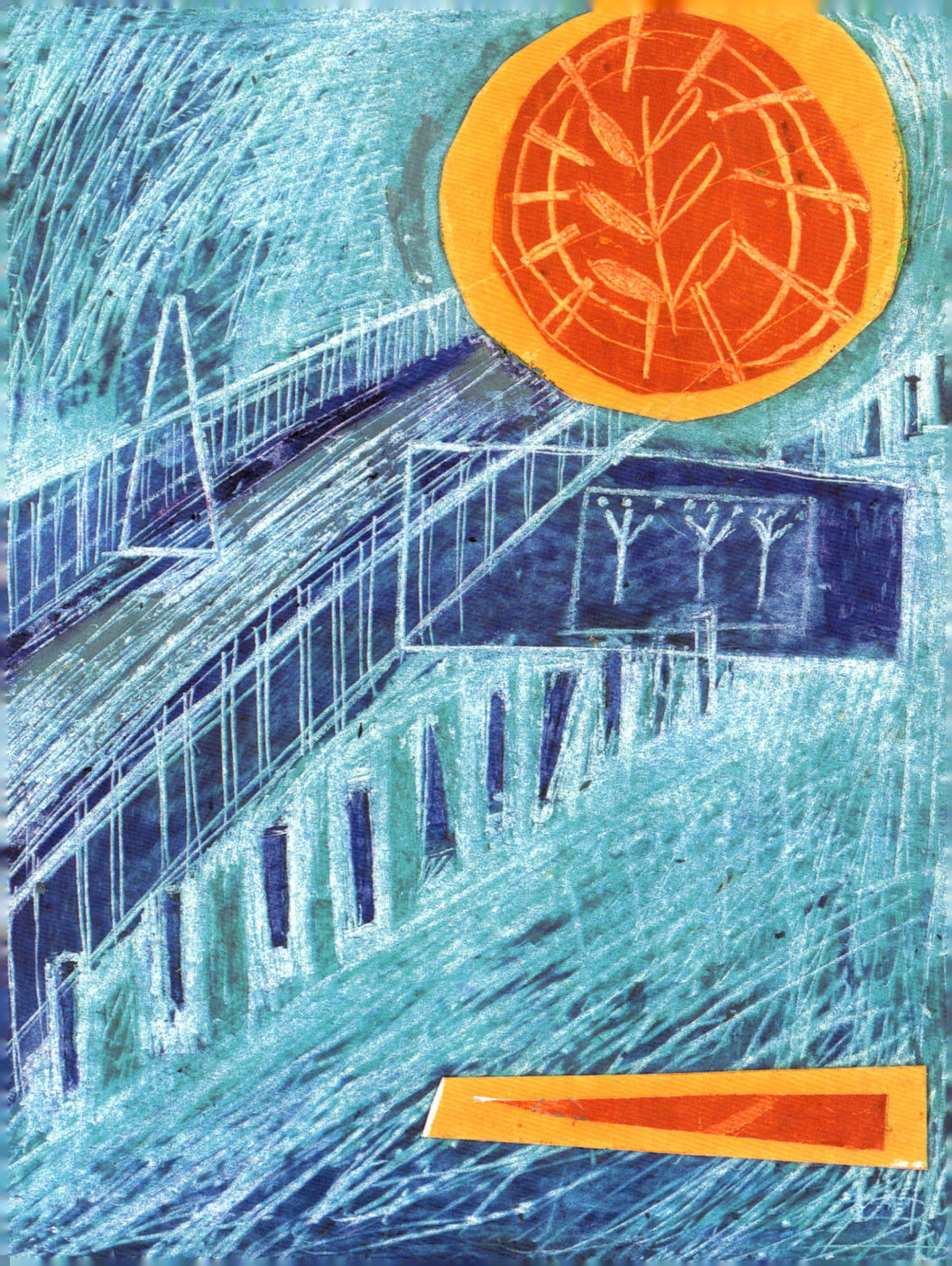

레이키란 무엇인가?

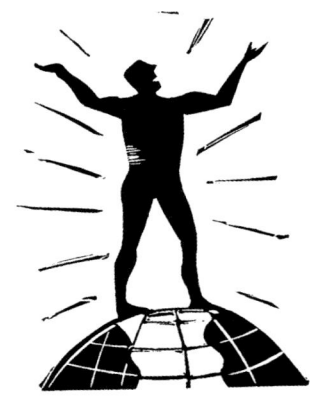

에너지 끌어당기기
레이키 힐러들은 우리 주변에 늘 존재하면서 치료의 매개체 역할을 하는 생명력 에너지를 끌어당긴다.

레이키(Reiki)는 손을 이용한 힐링 요법으로 우주의 생명력이라는 개념에 기초한 것이다. 레이키 힐러들은 우주의 생명력을 이용해 몸과 마음, 영혼을 치유할 수 있다고 믿는다.

우주의 에너지

생명력의 개념은 수천 년 동안 많은 문명을 통해 인식되어 왔으며, 태극권이나 요가와 같은 신체적, 정신적 훈련법뿐만 아니라 침술이나 지압과 같은 여러 가지 현대적 치료에서도 이와 유사한 개념을 이용하고 있다. 중국에서는 이 생명력이 기(chi)로 알려졌으며 힌두교에서는 쁘라나(prana), 고대 이집트인들에게는 카(ka)로 알려졌다.

레이키의 신념 및 수행은 19세기 일본을 시작으로 하와이, 캘리포니아를 거쳐 서구 세계로 퍼져 나갔다. 레이키라는 말 자체는 "우주"를 뜻하는 일본어 "레이(rei)"와 "생명력"을 뜻하는 "키(ki)"가 결합한 것이다.

자연스러운 흐름

레이키 힐러들의 목적은 우리 주변에 늘 존재하는 우주의 생명력으로부터 에너지를 끌어당겨 이것이 자신의 손을 통해 치유가 필요한 사람에게 흐르도록 하는 것이다.

 신체 여러 부위에 차례로 손을 가져가면서 에너지를 전달하면 그 에너지를 받은 사람의 신체 주변에 자연스러운 흐름이 회복되는 것이다. 이러한 행위는 상대방이 모든 잠재력을 펼치지 못하도록 막고 있는 장애물을 없애 주기도 한다. 레이키의 효과가 극적으로 당장 나타나는 경우도 있지만, 이것이 항상 즉각적이거나 명확한 것은 아니다. 레이키 힐러들은 레이키가 자체의 지혜를 가지고, 사람들이 요구하는 것보다는 사람들에게 필요한 것을 파악해 제공하는 하나의 힘으로 작용한다고 믿는다.

 굳이 이 요법을 배우지 않더라도 레이키 힐링을 받을 수 있지만, 많은 사람이 마스터에게 이 요법을 배우려 하고 있다.

영적 선물

레이키는 단순한 보완 요법 이상의 것으로 받아들여지는 경우가 많다. 또한 영적 여행이나 인생의 경로로 간주될 수도 있다. 많은 사람이 신체 에너지의 자연스러운 흐름을 치유하고 균형을 맞추고 나면 홀가분한 느낌이 든다고 말한다. 이를 통해 오랫동안 가지고 있던 스트레스나 고통을 떨쳐 버릴 수 있을 뿐만 아니라 의식도 확장시킬 수 있다.

생명력

생명력은 누구나 가지고 있다. 레이키 힐링은 직접적이고 세밀한 방법으로 이 에너지에 접근할 수 있는 수단에 불과하다.

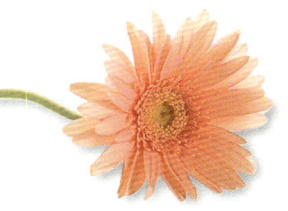

영양분과 에너지
기본적인 요소들이 충족되었을 때
비로소 꽃이 피어나듯이 인간도 살아가기 위한
보살핌이 필요하다.

활력을 주는 힘

레이키 지지자들은 레이키가 우리의 잠재력을 소생시키고 자유롭게 하는 활력소가 될 수 있다고 한다. 활력이란 지구상의 모든 생명체에 존재하는 것이다. 열기나 파장과 같은 에너지 역시 보이진 않지만 늘 우리 주변에서 고동치고 있다. 이 모든 것을 레이키 힐러들이 이용하는 우주 생명력의 일부로 생각할 수 있다. 레이키 힐러들은 몸과 마음, 영혼의 균형을 회복시키고 집중시키기 위한 힐링 에너지로서 우주 생명력을 이용한다.

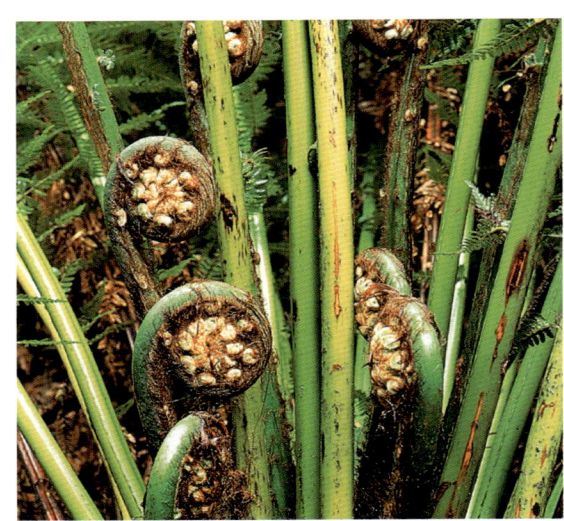

보편적 필요
어린 양치류와 같이
가장 단순한 생명체라도
생존하고 성장하는 데에는
에너지가 필요하다.

에너지와 물질

물리학을 통해 우리는 에너지가 물질을 결합시킨다는 것을 알고 있다. 전 우주는 가장 작은 원자에서 가장 큰 별에 이르기까지 에너지와 물질 간에 균형을 철저하게 이루고 있다.

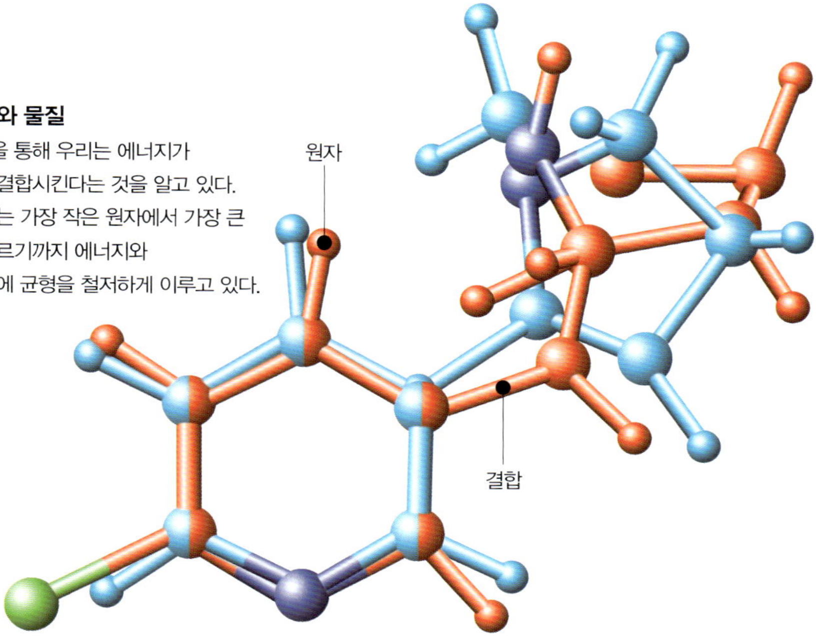

원자

결합

레이키의 무한성

레이키 에너지는 우리 신체의 세포뿐만 아니라 다른 생명체의 세포에까지 도달한다.

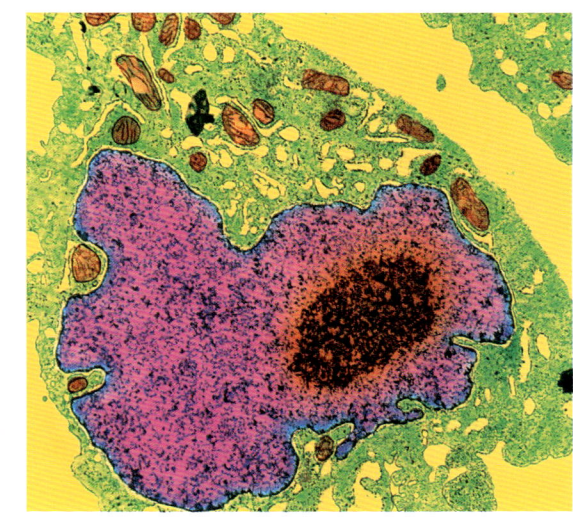

고유한 시스템

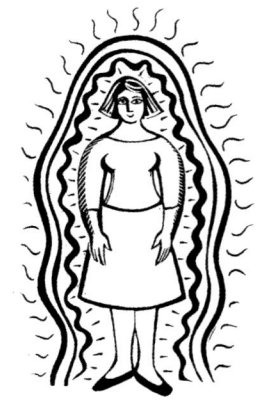

오라 나타내기
우리의 몸을 둘러싸고 있는 오라는
우리의 행복 여하에 따라
끊임없이 변화한다.

레이키는 다른 모든 방법과 차별되는 힐링 방법이다. 여러 시스템과 달리 레이키는 특정 목적을 이루기 위해 사용하는 것이 아니다. 힐링은 스스로 가장 필요하다고 여겨지는 곳에 자연적으로 향한다고 한다. 힐러는 단순히 우주의 에너지가 리시버에게 전달될 수 있는 통로나 매체 역할을 할 뿐이다. 레이키는 리시버뿐만 아니라 힐러에게도 유용하다. 생명력이 힐러의 에너지 시스템을 먼저 통과하여 이 에너지를 제한하는 것을 변화시킨 다음 리시버의 시스템으로 이동한다.

누구나 레이키를 줄 수 있지만, 힐링 에너지에 완전히 열리려면 먼저 어튠먼트(attunement) 즉 입문을 해야 한다. 어튠먼트는 레이키 마스터가 행하며, 리시버를 통해 전달되는 우주 생명력 에너지의 양을 더 많이 증가시킨다. 레이키 마스터는 어튠한 각 사람의 채널을 개발하여 향상된 에너지가 자유롭게 흐를 수 있도록 할 수 있다. 이 우주 에너지의 원천은 외면적이며 무한하다.

간단한 힐링

레이키는 손으로 하는 힐링의 한 형태지만, 접골 요법이나 침술, 운동 요법, 롤프

식 마사지(근육을 깊숙이 마사지하는 물리 요법 – 옮긴이), 마사지, 지압, 반사요법과 같은 요법에서처럼 신체를 움직일 필요가 전혀 없다. 그러므로 다른 요법처럼 레이키 힐링 후 부상이나 쑤심, 통증이 발생할 위험이 전혀 없다.

레이키를 행할 때는 정통 의학뿐만 아니라 동종 요법, 식물 치료 요법, 바흐 플라워 요법, 아로마테라피와 달리 다른 재료가 전혀 필요치 않다.

레이키는 다른 보안 요법 및 힐링 형태, 혹은 정통 의학 치료와 함께 유용하게 사용할 수 있다.

모두를 위한 레이키

레이키는 종교가 아니므로 다른 신념을 지닌 사람들도 수행할 수 있다. 힐링의 일부 형태와 달리 레이키에는 이와 관련된 특정한 종교적 도그마가 없다. 대신 레이키는 사람들이 자신과 우주를 신뢰할 수 있도록 촉진한다.

사랑에 대한 접근

레이키는 우주의 생명 에너지에 기초한 사랑의 네트워크로 정의할 수 있다. 레이키는 감사하는 마음으로 주고받을 수 있는 것으로 이해할 수 있다.

레이키는 어떻게 작용하는가

힐링을 하는 동안 레이키 힐러들은 신체와 장기, 그리고 일곱 개의 짜끄라(힐링하기, 92~143페이지 참조)에 맞는 특정한 핸드 포지션을 사용한다. 짜끄라(chakra)는 신체의 특정 부위에 진동하는 집중된 에너지의 중심점이다. 레이키 에너지가 짜끄라와 신체를 둘러싼 에너지 장 간에 부드러운 균형을 맞추어 준다. 그뿐만 아니라 신체적, 정서적 욕구 불만을 완화시킨다.

일곱 개의 짜끄라

각 짜끄라는 신체의 특정 선(腺) 및 부위와 연결될 뿐만 아니라, 기본적인 생존 본능에서 이해를 향한 탐구에 이르는 정서적, 영적 에너지의 특수 양상과도 연결된다.

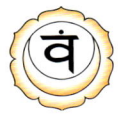

2. 천골 짜끄라(sacral chakra)는 생식선, 생식 기관, 다리, 활력과 관련이 있다.

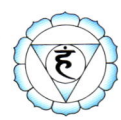

5. 목 짜끄라(throat chakra)는 갑상선, 성대, 팔, 손, 자기표현과 관련이 있다.

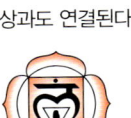

1. 뿌리 짜끄라(root chakra)는 척추 하부에 있으며 부신, 방광, 생식기, 척추, 생명력에 연결된다.

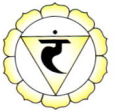

3. 태양 신경총 짜끄라(solar plexus chakra)는 췌장, 간, 위와 힘, 두려움, 억제와 연결된다.

6. 제3의 눈 짜끄라(third-eye chakra)는 뇌하수체, 눈썹, 지능, 그리고 "제3의 눈"을 통한 통찰력과 관련이 있다.

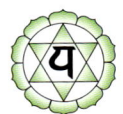

4. 심장 짜끄라(heart chakra)는 흉선, 심장, 폐, 사랑과 관련이 있다.

7. 정수리 짜끄라(crown chakra)는 송과선, 두개골, 영적 의식과 연결된다.

방법 찾기

레이키 힐러는 신체와 짜끄라를 통해 체계적으로 작업을 한다. 그러므로 레이키 힐러는 사람 전체를 다룬다. 힐링은 알아서 자신의 방향을 찾아가기 때문에 이것을 인도할 필요가 전혀 없다. 특정 부위에서 필요한 만큼의 에너지를 끌어들이는 것은 다름 아닌 리시버이다.

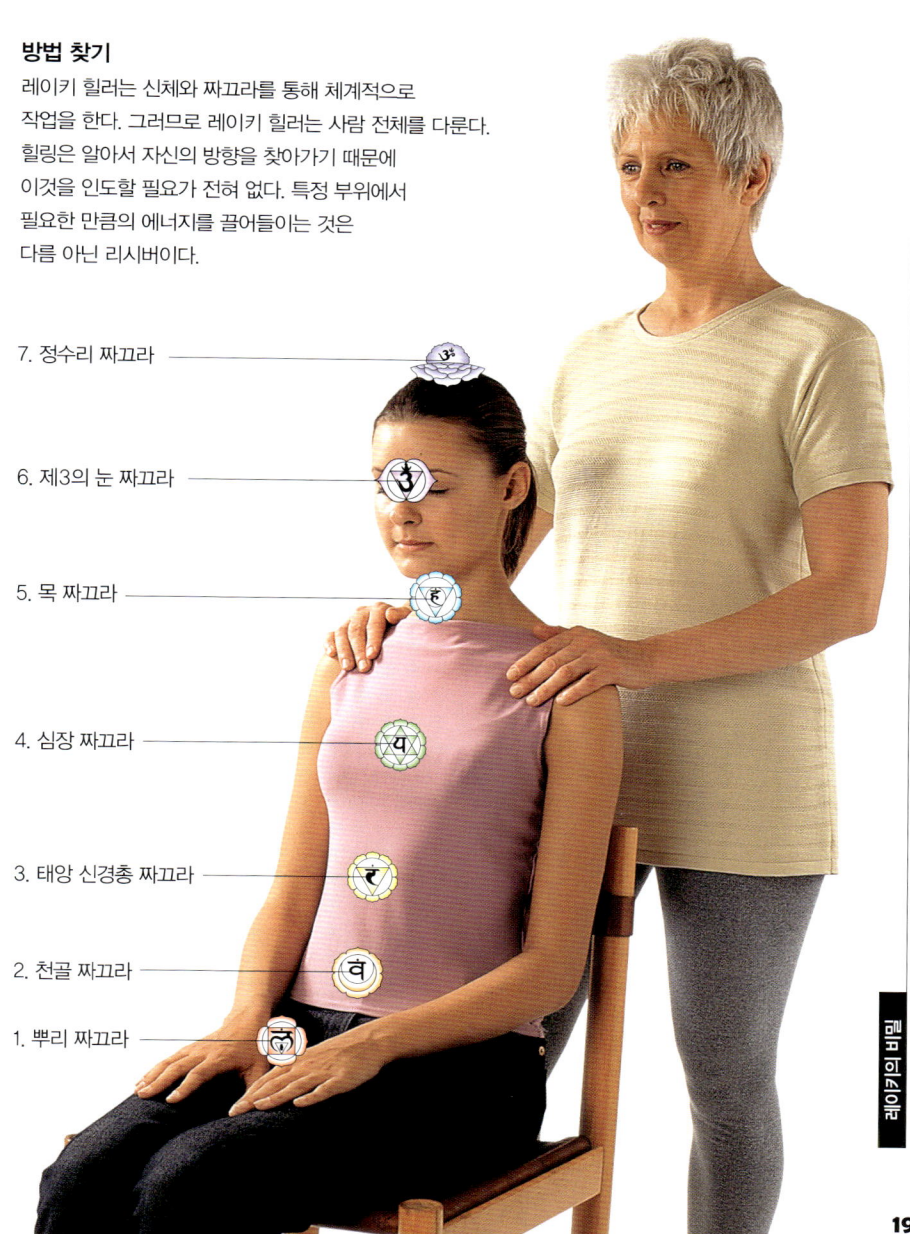

7. 정수리 짜끄라
6. 제3의 눈 짜끄라
5. 목 짜끄라
4. 심장 짜끄라
3. 태양 신경총 짜끄라
2. 천골 짜끄라
1. 뿌리 짜끄라

레이키는 어떤 도움을 주는가

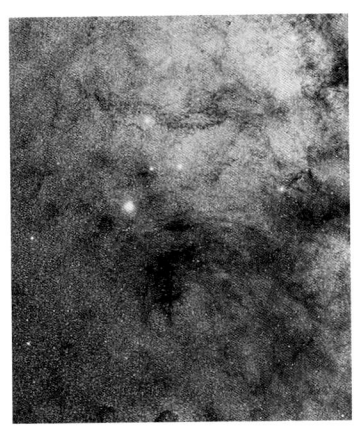

우리의 자리 찾기
레이키를 정기적으로 이용하면 우주 안에서 우리의 자리를 받아들이는 데 도움이 될 수 있다.

레이키는 오랫동안 지속되어 온 장애 및 건강 상태를 힐링하는 직접적이고 간단한 방법이 될 수 있다. 또한, 습진, 천식, 알레르기, 두통, 편두통, 요통, 관절염 등과 같이 정통 의학이 거의 치유할 수 없는 질환으로 고통받는 사람들에게 특히 유용하다고 한다.

이렇듯 보편적인 질환이 사람을 쇠약하게 하고 침울하게 만들 수 있다. 레이키 힐러들은 이러한 건강 상태가 단지 내적 질병의 외적 증상일 수 있다고 믿는다. 그들은 균형이 부족하고 신체 내 에너지가 봉쇄되어 이러한 증상이 나타날 수 있는데, 이것을 레이키가 치유할 수 있다고 말한다.

레이키는 충격을 받았을 때에도 즉각적인 도움이 될 수 있다. 레이키는 타박상과 같은 부상이나 통증을 완화시키고 더 빨리 치유될 수 있도록 도울 수 있다.

신체적인 문제를 진정시키는 것 외에도 레이키를 당신 자신에게 수행하거나 힐러로부터 레이키를 받으면 정신적인 웰빙이 촉진되고 스트레스와 같이 현대 생활에서 발생하는 질병을 완화시키는 데 도움이 된다.

소속감

레이키는 우리 삶의 잘못된 부분을 바로잡는 것을 도와줌으로써 우리의 정서적, 영적 수준에 작용하기도 한다. 우리 모두 다른 차원의 존재성을 인식하고, 우리가 단순히 일하고 아이를 양육하며 가정을 돌보기 위해 존재하는 실용적인 개체 이상의 존재임을 깨달을 필요가 있다. 생활의 한 부분으로서 우리는 가족, 파트너, 친구, 지인, 직장 동료 등과 관계를 맺어야 한다. 또한, 지역 사회 활동에 참여해야 하거나 참여하고 싶을 수도 있다.

일상생활 속에서 우리의 모든 역할을 충실히 할 수 있으려면 마음속에서 이러한 역할들이 하나가 되어야 하며 완전한 느낌을 받아야 한다. 레이키는 이러한 느낌에 도움이 될 수 있으며, 우리가 다른 사람의 삶에 도움이 되고 어려운 일을 당하거나 고통 받는 사람들에게 좀 더 동정심을 가질 수 있도록 해 준다.

우리 모두 사랑, 안정감, 균형감, 소속감이 필요하다. 레이키 힐러와 마스터는 레이키가 우리에게 이러한 것들을 줄 수 있다고 믿는다. 더 나아가 레이키는 우리가 신뢰감과 균형감을 기르는 것을 도와, 우주 안에서 우리의 위치를 찾을 수 있도록 도와줄 수 있다.

인생 수용하기

많은 사람이 세상에 속되어 있지 않거나 무언가 잘못되어 있다는 느낌으로 괴로워한다. 레이키는 우리가 이 모든 것을 수용할 수 있도록 도와줄 수 있다.

레이키의 힘

레이키 마스터와 힐러는 레이키가 당신의 인생에 융합과 이치를 가져다주며 의식을 변화시킨다고 믿는다. 이것은 자신을 발전시키고 표현할 새로운 기회가 될 수 있다. 인생은 위험한 줄 위를 걷는 것과 같다고 할 수 있으며, 레이키는 우리가 균형감을 얻을 수 있도록 우리를 진정시키는 힘이 있다. 레이키는 우리를 도와주고 우리에게 동기를 부여하며 우리의 영혼에 힘을 불어넣는다. 어떤 지지자들은 레이키를 인생의 안전한 그물로 생각한다. 이 안전한 그물이 질병에서 건강으로, 스트레스에서 긴장 완화로, 어려움에서 행복이나 문제 해결로 가는 여정에서 우리를 지탱해 줄 수 있다.

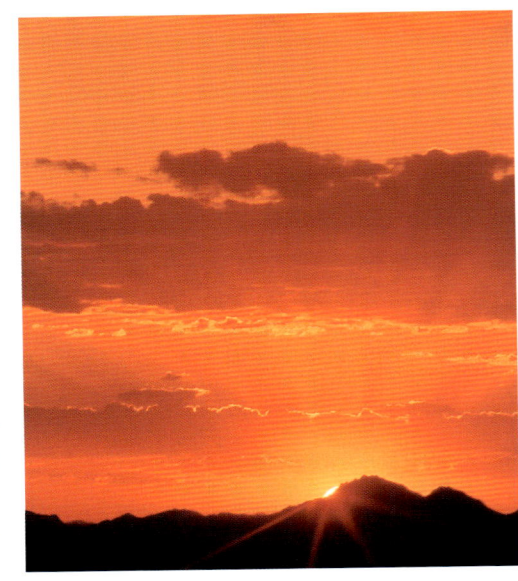

원소와의 조화
레이키 힐링을 통해 접근할 수 있는 자연 세계의 힘은 원기를 유지하고 회복시키는 것을 도와준다.

저 아래 먼 길

우리 삶에 영적인 양상이 없다면 존재라는 것이 황량해 보일 수 있다. 레이키는 이러한 상황에서 안전한 그물을 제공할 수 있다.

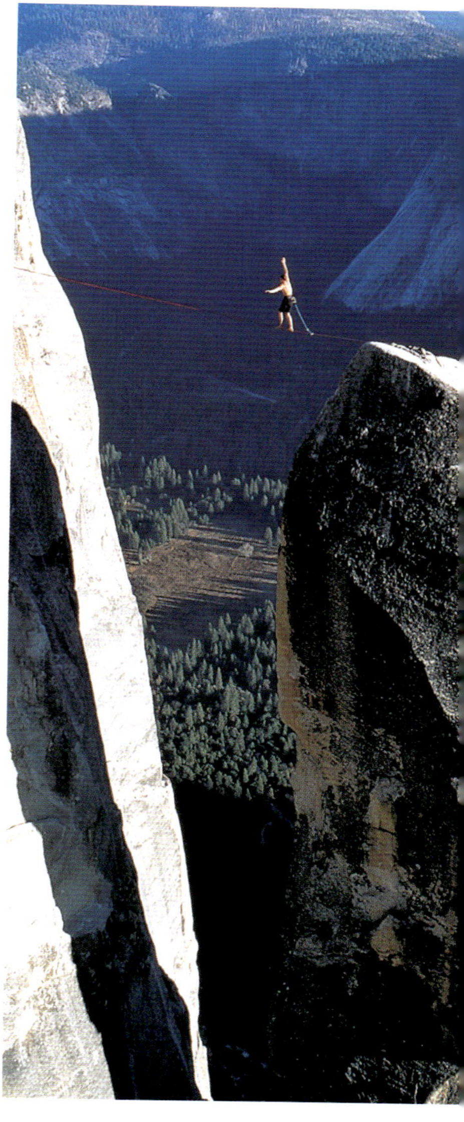

사례

56세의 조지는 위암을 앓았던 농장 일꾼이다. 그는 레이키를 이용해 증상을 극복했으며 이후 암을 완전히 이겨 냈다.

조지는 스트레스와 다른 불안감을 없애기 위해 반사요법(reflexology, 발에 있는 리플렉스 포인트(반사성 지점)를 지압 혹은 압박함으로써 몸을 이완시킴과 동시에 신체가 지닌 에너지의 밸런스를 유지시키는 발 마사지 요법―옮긴이)을 배웠고, 그 후 1997년에 레이키 수행을 처음 알게 되었다. 1998년 5월이 되자 그의 레이키 힐러가 그에게 위에 문제가 있는 것 같으니 병원을 찾아가 보라고 조언했다. 조지는 몇 간의 검사를 마친 후 다음 해에 암 진단을 받았다. 그는 이 어려운 시기에 계속 레이키 힐링을 받으면서, 긴장을 풀고 마음을 진정시키는 데 도움을 받았다.

조지와 조지의 아내 모두 정기적으로 레이키 과정에 참석해 수행했다. 수술을 받으러 가면서 매우 편안함을 느낀 조지가 아내에게 한 첫 번째 부탁은 자신에게 레이키를 해 달라는 것이었다. 그날 이후 그는 수행을 게을리하지 않았으며, 먼 곳에서 많은 사람이 보내 준 힐링이 회복하는 데 큰 도움이 되었다고 믿고 있다.

레이키의 발견

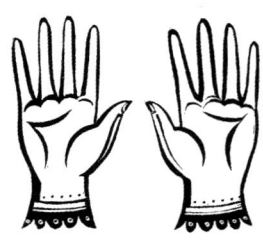

따뜻한 손
레이키 힐링을 한 번 경험하고 나면,
아마도 자신을 위해 이 기술을
배우고 싶을 것이다.

사람들은 여러 가지 방법과 경로를 통해 레이키를 접하게 된다. 어떤 사람은 전문 레이키 마스터로부터 힐링을 받고 레이키의 힘을 발견한다. 또 어떤 사람은 레이키를 배운 친구에게 힐링을 받을 수도 있다. 자신을 위해 이 기술을 배우려고 레이키 과정에 참석하여 처음으로 레이키를 경험하는 사람도 있다.

어떤 기술을 배우지 않고도 레이키 힐링을 받을 수는 있다. 하지만 많은 사람이 마스터로부터 기술을 배우려 하고 있다. 이 기술을 통해 레이키 힐링을 자신과 타인에게 행할 수 있기 때문이다. 어떤 사람들은 레이키 마스터가 되기 위해 이 기술을 배우기도 하는데, 그렇게 되려면 오랜 헌신이 필요할 것이다.

레이키는 점차 사회의 주류가 되고 있으며 점차 널리 알려지고 선전되고 있다. 하지만 친구나 지인을 통해 레이키에 대해 처음 듣는 사람이 여전히 많은데, 이것 역시 자신에게 맞는 마스터나 과정을 찾기 위한 가장 좋은 방법이 될 수 있다.

레이키가 필요할 때

실제로 힐링을 받거나 레이키 힐러 교육 과정을 시작하기 전에 레이키에 관해 들어 본 적이 있을지도 모른다. 반대로 힐링을 한 번 받고 그 즉시 이것이 당신을 위한 요법이라고 생각할 수도 있다. 힐러들은 당신에게 레이키가 가장 필요할 때 레이키가 당신 인생에 나타나거나, 힐링을 위한 당신의 잠재력이 최고조에 이르렀을 때 레이키가 당신을 찾아 낸다고 말한다. 레이키는 모든 사람을 이롭게 할 수 있으며, 신체를 힘들게 움직일 필요가 전혀 없기 때문에 나이 든 사람이나 아기, 어린아이들에게도 전적으로 안전하다. 레이키는 또한 환자나 장애자에게도 적합하다. 이 점은 다른 요법에서는 불가능한 것이다.

사례

38세의 디는 치과 간호사이다. 그녀는 10여 년 전에 처음 레이키를 받았으나 최근에서야 교육을 시작했다. 디는 쑤시고 부어오른 무릎을 치료해 주던 반사요법사를 통해 처음 레이키에 관해 들었는데, 반사요법사의 말을 믿지 않았지만 무릎은 바로 좋아졌다. 하지만 디가 이 첫 경험에 반응하여 레이키 1단계를 시작하게 된 것은 몇 년이 지난 후였다.

2년 전쯤 디의 머리카락이 빠지기 시작했다. 이런 문제가 생긴 게 벌써 세 번째였다. 그리고 증상은 점점 더 심해졌다. 의사는 이것이 스트레스와 관련이 있으며 대머리가 될 수도 있다고 말했다. 디는 그 당시에 레이키에 대해 더 많이 알고 있었으며 레이키 주말 과정에 대해 들어 본 적도 있었다.

그 주말은 디에게 전환점이 되었다. 디는 머리가 빠진 부위에 집중적으로 힐링을 받았으며 새로운 에너지와 내면의 고요함을 느꼈다. 디는 자신의 머리카락이 일주일 만에 다시 자라기 시작한 것을 알고 깜짝 놀랐다. 요즘 그녀의 머리카락은 정상 속도로 자라는 곱슬머리이며, 이 상태를 유지하기 위해 정기적으로 머리카락에 레이키를 주고 있다.

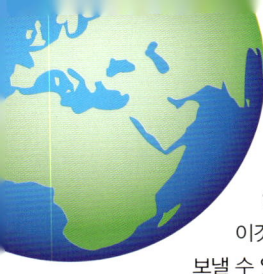

전 세계인
누구도 레이키를 받거나 배울 수 있다. 일단 레이키를 배우고 나면 이것을 세계의 어떤 누구에도 보낼 수 있다.

레이키의 단순함

무엇을 하는 어떤 사람이든 간에, 건강 상태가 어떻든 간에 누구나 레이키를 받고 배우며 행할 수 있을 만큼 레이키는 접근이 수월하다. 레이키는 학습해야 하는 학과 과목이 아니며 힐링을 줄 때 특별한 장비가 필요한 것도 아니다. 당신에게 필요한 것은 다른 사람을 돕고 스스로 전진하고 발전할 수 있도록 돕기 위한 진실한 마음가짐이 전부이다.

모든 사람을 위한 레이키

레이키를 배운 사람 중에는 교사도 있고 건축가, 의사, 컴퓨터 운용자, 농부, 엔지니어, 치료사, 간호인, 학생 등도 있다. 심지어 어린아이들도 레이키를 주는 방법을 배울 수 있으며, 그 기술에 특정 수준의 체력이나 기동력이 필요한 것이 아니므로 노인이나 만성 질병을 앓고 있는 사람 역시 배울 수 있다.

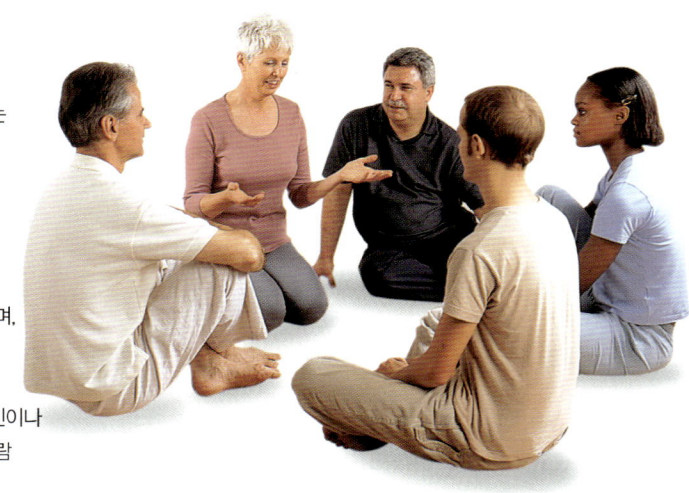

사례

조안은 70대의 나이에 자신을 치료하기 위해 레이키 힐링을 배우기로 결심했다.

조안은 왼쪽 눈에서 자주 눈물이 흐르는 문제가 있었다. 레이키 트레이닝 수업을 받은 다음 날, 조안은 더는 이유 없이 눈물이 흐르지 않는 것을 깨달았다. 몇 년이 지나도 그녀의 눈 질환은 재발하지 않았다. 조안은 밤에 잠을 잘 자지 못했는데, 이제는 잠들기 전에 자신에게 레이키를 행한다. 이것은 조안이 긴장을 푸는 데 도움이 된다. 또한, 비록 오래 자지는 않더라도 숙면을 취할 수 있게 되었다.

고요한 장소

선(禪)의 정원(Zen garden)은 레이키의 힐링 방식과 매우 흡사한 단순성의 원칙에 따라 지어졌다.

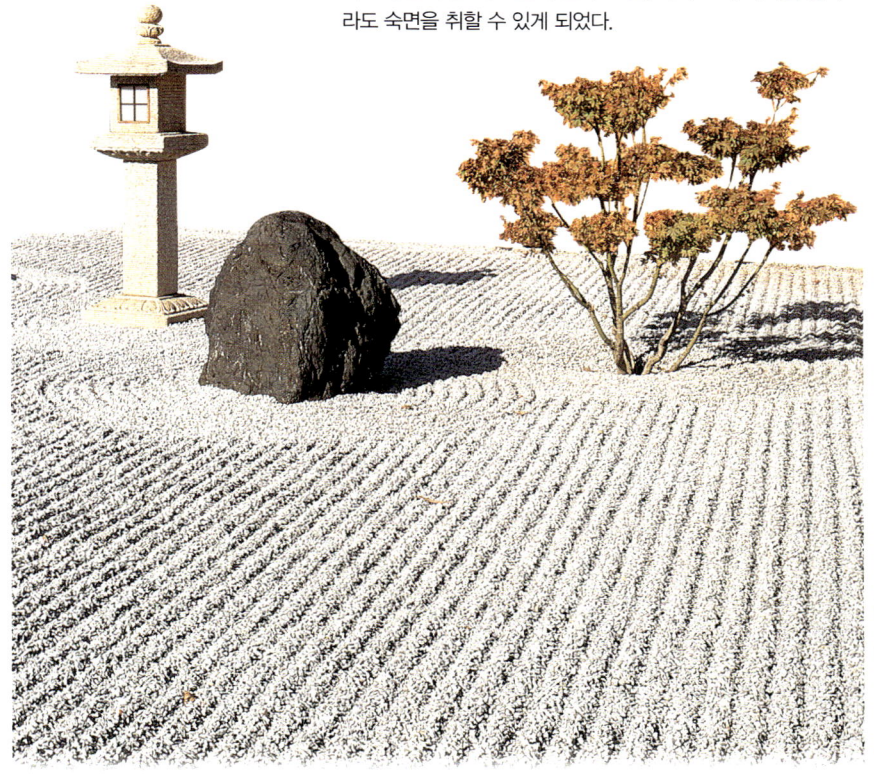

레이키의 역사

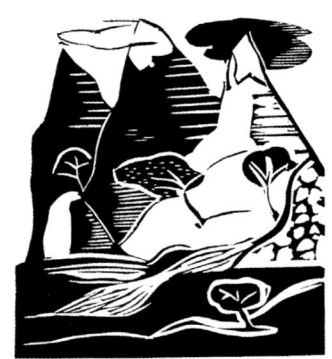

산의 공기
레이키의 창시자 우스이 박사는 일본의 신성한 산에서 명상하던 중 영감을 얻었다.

레이키는 일본에서 시작해 캘리포니아, 하와이를 거쳐 서구 세계로 전달되었다. 레이키는 19세기 미카오 우스이 박사의 경험과 헌신으로 발전하였다.

우스이 박사는 학생으로부터 예수가 행한 힐링의 방법을 보여 달라는 질문을 받았다. 그는 답을 할 수 없었다. 그래서 우스이는 그 기술을 배우기 위하여 10년 동안 탐구의 길을 나섰다. 먼저 일본 내의 기독교를 통해서 알고자 하였으나 불가능하였으며 불교를 통해서도 마찬가지였다. 그 후 우스이 미카오는 미국으로 건너가 그곳에서 7년을 살면서 배우고자 하였지만 역시 성공하지 못했다. 그래서 다시 일본으로 돌아와 불교 선원에 머물렀다.

레이키의 탄생

불교 사원에서 연구하던 우스이 박사는 상징으로 표현된 힐링 공식이 적혀 있는 원고를 우연히 발견하게 되었다고 전해진다. 우스이 박사는 이 상징이 예수 그리스도나 부처와 같은 영적 지도자들의 힐링을 나타낼 수 있다고 믿었다. 사원의 누구도 이 상징을 우스이 박사에게 설명할 수 없었기 때문에, 그는 신성한 산에서 명상하면서 그가 내면으로부터 이 답을 찾을 수 있는지 확인하기로 했다. 21일째 되던 날, 우스이 박사는 의식의 확장을 경험했다고 한다. 이를 통해 그는 상징의 의미를 깨달았고, 자각의 강화, 자신과 타인을 힐링할 수 있는 능력을 얻게 되었다.

힐링 시스템

우스이 박사는 남은 인생을 병들고 어려운 사람을 힐링하고 "레이키"라 부르는 힐링 시스템을 가르치면서 보냈다. 몇 년 후, 박사는 레이키의 효과가 지속되려면 그 힐링에 적극적으로 참여해야 한다고 믿게 되었다. 그래서 그는 레이키의 다섯 계율을 가르치기 시작했다. 이 계율은 정신적, 영적인 면에서 힐링을 보완하는 데 필요한 긍정적인 태도를 보이도록 도와주기 위한 것이었다(34~45페이지 참조).

지식은 당신 안에 있다

"아무도 그대에게 가르쳐 줄 순 없습니다. 그대 속에 이미 반쯤 잠든 상태로 존재하는 그대 자신의 지식을 일깨우는 것밖에는."
칼릴 지브란, 《예언자(The Prophet)》

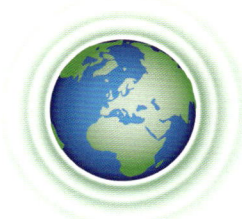

전 세계의 레이키
일본에서 시작된 레이키는 이제 세계 곳곳으로 퍼져 나가 계속 성장하고 있다.

서구로 온 레이키

우스이 박사는 자신의 지식을 츠지로 하야시(Chujiro Hayashi) 박사에게 전수했고, 그는 도쿄에 클리닉을 설립했다. 1935년 하와요 타카타(Hawayo Takata)라는 여성이 도쿄 클리닉을 방문했고 그곳에서 여덟 달 동안 매일 종양 힐링을 받았다. 타카타 여사는 레이키의 헌신적인 학생이 되었다. 몇 년 후 하야시 박사가 그녀에게 레이키를 전수했고 그녀는 전통을 이어가는 막중한 책임을 맡게 되었다.

다음 단계
하와요 타카타는 오랜 힐링 및 트레이닝을 완수한 후, 하와이로 돌아왔다. 그곳에서 그녀는 남은 인생을 바쳐 레이키 힐링을 수행하고 가르쳤다. 1980년 그녀가 사망할 당시, 타카타 여사가 교육한 레이키 마스터는 22명에 이르렀다.

도쿄

계속되는 여정

하와요 타카타에게 교육받은 마스터들은 레이키를 미국과 캐나다로 가져왔고, 그곳에서 다시 세계 전역으로 전파되었다. 모든 레이키 마스터의 레이키 계보를 거슬러 올라가면 그 시초에는 우스이 박사가 있다.

미국

하와이

22명의 레이키 마스터

- 조지 아라키(George Araki)
- 도로시 바바(Dorothy Baba)
- 우르슬라 베일로우(Ursula Baylow)
- 릭 보크너(Rick Bockner)
- 바바라 브라운(Barbara Brown)
- 프란 브라운(Fran Brown)
- 파트리샤 유잉(Patricia Ewing)
- 필리스 레이 후루모토
  (Phyllis Lei Furumoto, 타카타의 손녀)
- 베스 그레이(Beth Gray)
- 존 그레이(John Gray)
- 아이리스 이시쿠로(Iris Ishikuro)
- 해리 쿠보이(Harry Kuboi)
- 에델 롬바르디(Ethel Lombardi)
- 바바라 맥컬러프(Barbara McCullough)
- 메리 맥퍼딘(Mary McFadyen)
- 폴 미첼(Paul Mitchell)
- 베델 파이(Bethel Phaigh)
- 바바라 웨버 레이(Barbara Weber Ray)
- 시노부 사이토(Shinobu Saito)
- 버지니아 삼달(Virginia Samdahl)
- 완자 트완(Wanja Twan)
- 케이 야마시타
  (Kay Yamashita, 타카타의 여동생)

레이키 단계

1. 레이키는 항상 당신과 함께 한다
레이키의 기초와 원칙은 바위처럼 단단하고 믿음직스럽다.

레이키 교습은 일반적으로 세 개의 주요 단계로 나뉘어, 꾸준한 속도로 에너지에 접근하기 위해 수행하는 사람들을 돕는다. 3단계는 때로 두 단계로 다시 나뉘기도 하는데 이 책에서는 3단계와 4단계로 설명한다.
- 1단계는 자신이나 타인을 위한 손 힐링법으로 정의할 수 있다.
- 2단계는 먼 거리에서의 힐링이다.
- 3단계는 마스터 단계로도 알려졌으며 영적 심화에 중점을 둔다.
- 4단계는 마스터 티쳐이다.

레이키 지지자들은 다음 단계를 탐구하기 전에 각 단계의 교습을 충분히 자기 것으로 흡수하는 것이 중요하다고 생각한다. 레이키 레벨을 통한 여정은 이해력과 의식이 점차 개발되고 심화되며 강화될 수 있도록 하는 안내, 보살핌, 기쁨과 함께 시작되어야 한다.

일생의 헌신

레이키 1단계의 주요 기능은 자기 힐링과 자기 발전이다. 그러나 레이키 마스터에게 주말 이틀 동안만 교육을 받으면 가족이나 친구 등 다른 사람에게도 레이키를 수행할 수 있다.

레이키는 가르친다기보다는 학생이 스스로 경험하는 것이라 말할 수 있다. 선생은 각 학생에게 네 가지 어튠먼트를 준다. 특정한 순서와 방식으로 신성한 상징을 그려 해당 짜끄라의 균형을 맞추어 준다(74~75페이지 참조). 이 행위에는 신성한 의식이 포함되는데 사람이 자신의 내면에 있는 진리 및 영적 차원과 접촉하도록 해 준다고 한다.

어튠하는 것 외에도 학생들은 자기 힐링 및 타인을 힐링하기 위해 핸드 포지션을 배우며 힐링의 제자가 되는 것에 대한 책임을 토론한다. 교육을 받은 후에는 힐러에게 자기 발전을 계속하라고 당부한다. 이것은 그룹을 이루어 정기적으로 연구를 지원하고 수행하는 것을 포함할 수 있다. 교육을 받은 후 정기적으로 자기 힐링을 행하는 것은 신체를 통한 에너지 흐름을 개선하는 데 도움이 되므로 어튠먼트 이후 적응 기간을 통해 학생에게 도움을 준다고 한다.

1단계 레이키 교습을 충분히 흡수하고 행하고 나면, 많은 학생이 2단계 레이키로 넘어간다. 2단계 레이키는 멀리서 다른 사람에게 힐링을 보낼 수 있게 해 준다. 학생들은 레이키를 더욱 발전시켜 마스터가 되고자 할 수도 있다. 이 단계를 밟기 전에 충분히 연습하는 것이 좋다. 레이키 마스터가 된다는 것은 평생 헌신해야 한다는 것을 의미한다. 마스터는 다른 사람의 인생을 변화시키기 위해 도움을 주는 역할을 할 수 있기 때문이다.

2. 소유하고 유지하기

레이키 원칙에 헌신하는 것은
삶을 향상시키는 진보적 단계이다.

레이키 배우기

레이키는 그 자체가 스승이다. 레이키에 더 많이 빠져들수록 레이키로부터 더 많은 것을 얻게 될 것이며 더 많은 것을 배울 수 있다.

3. 날개 달린 새처럼

레이키를 이해한 사람은 처음으로 자신의 잠재력을 충족시키고 자유롭게 날아갈 수 있는 자유를 누리게 될 것이다.

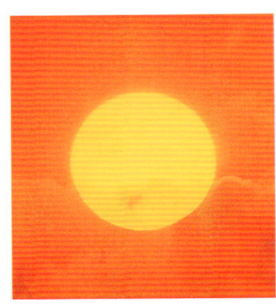

새로운 시대
레이키는 삶을 바라보는 새로운 시각으로
날마다 다시 시작할 수 있게 해 준다.

레이키 계율

당신의 인생과 힐링에 책임감을 느끼는 것은 레이키 철학을 구성하는 핵심 부분이다. 우스이 박사는 긍정적인 마음가짐을 통해 사람들의 자기 힐링을 돕기 위해 레이키의 5계율을 가르쳤다. 그는 자신이 힐링한 거지들이 교토 거리에서 다시 전과 같이 사는 모습을 본 후 이 계율을 만들었는데, 레이키가 장기적인 효과를 내려면 단순히 수동적으로 힐링을 받는 것 이상의 무언가가 필요하다는 사실을 깨달았다.

긍정적인 삶을 위한 처방

레이키 5계율은 만족스러운 삶을 구성하는 핵심 요소이며, 매일 이 계율에 따라 생활해야 한다. 레이키 5계율은 우리가 조금만 변화해도 행복과 웰빙이 크게 증진될 수 있다는 사실을 가르친다. 이 계율은 확언 또는 조언의 형태로 제시한다.

- 오늘만은 화를 내지 말라. 오늘만은 내가 평화롭다.

- 오늘만은 걱정하지 말라. 오늘만은 내 마음이 편안하다.

- 정직하게 생활비를 벌어라. 나는 누구에게도 어떤 것에도 해를 끼치지 않고 환경도 해치지 않으며 정직하게 생활비를 번다.

- 감사하라. 나는 살아 있는 모든 것과 모든 상황이 가르쳐 주는, 성장과 이해에 대한 값진 교훈에 감사한다.

- 친절하라. 나는 부모, 어른, 선생님, 아이들, 친구, 나 자신을 존중한다.

제 1계율

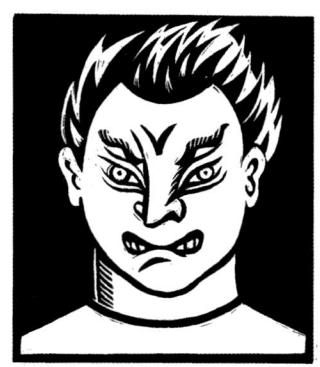

화내지 말라
레이키는 우리가 화를 내는 데
에너지를 소비하지 않고
좌절과 어려움을 인정하고
인내하도록 도와준다.

화에서 벗어나는 것이 첫 번째 레이키 계율이며 많은 사람이 가장 어려워하는 계율이기도 하다. 화는 파괴적이며 부정적이고 소모적일 뿐만 아니라 자제심이 부족해 생기는 증상이다. 그러므로 당신의 화를 제어하고, 충돌이 있을 때 현명한 결정을 내리는 법을 배우는 것이 마땅하다. 당신이 평온을 유지한다면 다른 사람 역시 당신에게 건설적으로 반응할 가능성이 더 크며 상황이 악화될 가능성은 더 적어진다. 모든 분쟁은 크거나 작거나 간에 화에서 시작되며 통제력을 잃고 확대된다. 이웃 간의 분쟁이나 신체 폭력, 거리 폭동, 이웃 국가들과 대륙 간의 분쟁을 살펴보라. 전쟁은 외교 채널을 통한 해결을 기피한 화의 한 증상이다.

화를 통해 얻는 것이 무엇인지 자문해 보아야 한다. 대개 어느 곳으로든 더 잘 활용할 수 있었던 에너지를 낭비한 것에 지나지 않을 것이다.

잘못을 바로잡는 방법

세상에서 자행되는 부정에 대해 화를 내는 것은 정당하다고 생각할 수 있지만, 이것 역시 궁극적으로는 거의 아무것도 얻을 수 없다. 건설적인 행동과 대화로 잘못된 것을 바로잡으려 노력하는 것이 더 큰 도움이 된다.

레이키 계율에 따라 하루에 한 가지씩 유용한 조언을 실천하기 바란다. 당신이 할 수 있는 가장 유용한 한 가지 방법은 오늘 화에 무릎을 꿇기를 거부하는 것이다. 내일도 이렇게 노력하고 그 다음 날도 그렇게 한다면 긍정적인 행동과 대화, 화해, 협상이 삶의 자연스러운 방식이 될 것이다.

화에 대처하기

화에 무릎을 꿇기를 거부한다는 것은 화가 날 때 이에 대해 반응하기보다는 그저 화를 인식하고 이에 대해 생각해 보는 것을 말한다. 당신은 화를 이끌어 내는 축적된 부정적 에너지를 발산하거나, 격렬한 운동이나 신체 활동을 통해 감정을 다른 곳으로 돌리는 방법을 배울 수 있다. 억압된 감정을 방출하기 위해 집안일을 할 수도 있다. 호흡 운동, 요가, 명상, 시각화 등도 화에 대처하는 데 도움이 될 수 있다.

화를 관리하는 좋은 방법을 터득하게 되면 스트레스와 관련된 모든 상황이 편안해지기 시작할 것이다. 그 결과, 만성 스트레스는 다 지난 일이 될 것이다.

변화의 방법

레이키는 변화를 위한 매개체 역할을 하지만 우리 자신을 변화시키는 것이 항상 수월하거나 빨리 이루어지는 일은 아니라는 사실을 명심해야 한다.

제 2계율

걱정하지 말라

근심, 걱정에서 벗어나는 것이 그 두 번째 계율이다. 근심과 걱정은 다양한 상황에서 인간이 보일 수 있는 반응이지만, 걱정한다고 해서 상황이 개선되거나 결과에 긍정적인 영향을 미치지 못한다는 것은 누구나 알고 있는 사실이다. 걱정은 두려움을 동반하며 당신의 감정뿐만 아니라 미래에 대한 희망까지도 빼앗아 버린다. 당신이 할 수 없는 일보다는 할 수 있는 일을 생각하는 것이 더 유익하다. 걱정에서 벗어난다면 평온함이 찾아온다는 것을 곧 알게 될 것이다.

걱정을 멈추기

걱정과 근심을 떨쳐 버리는 법을 배우고 나면 우리의 에너지를 온전하게 활용할 수 있다.

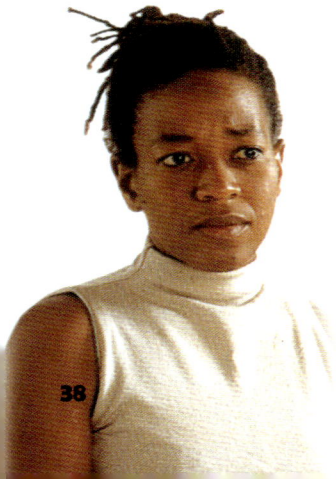

걱정이 미치는 효과

걱정이나 근심을 할 때 우리의 몸은 많은 양의 아드레날린을 생산한다. 이 아드레날린은 도피나 싸움과 같은 기본적인 생존 행동에 필요한 에너지를 제공한다. 하지만 오늘날 우리가 살아가는 방식에는 이러한 에너지를 활용할 필요가 거의 없기에 이는 우리 몸에 유익하기보다는 해로울 가능성이 더 크다. 걱정과 근심은 숨 가쁨, 두통, 만성 스트레스, 요통, 피로, 소화 불량, 동맥 경화 등을 불러올 뿐이다.

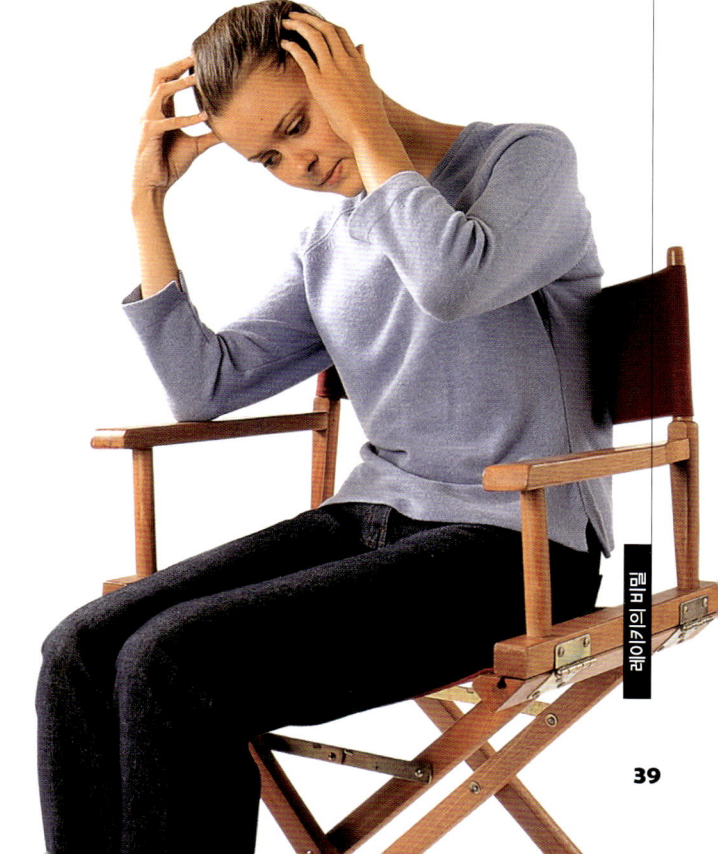

제 3계율

존경하라

부모, 어른, 선생님을 존경하는 법을 배우는 것이 레이키의 세 번째 기본 원칙이다. 부모님이 없었다면 우리는 태어나지도 못했고, 신체적, 정신적, 정서적인 면에서 지금처럼 성장하지도 못했을 것이다. 제 3계율은 우리가 부모, 어른을 통해 배우고 이들의 지혜를 존경하도록 가르친다. 우리가 좋아하고 존경하는 이들의 특성을 우리 내면에 발전시키는 법을 배울 수 있을 뿐만 아니라 우리가 좋아하지 않는 특성을 바로 잡는 방법을 배우기도 한다.

우리의 스승을 존경하기

아이가 할아버지, 할머니와 가깝게 지내면 어른에게서 많은 것을 배울 수 있다는 사실을 깨닫는 데 도움이 될 수 있다. 다양한 분야의 사람을 우리의 스승으로 생각할 수 있으며 인생의 초년기부터 학창 시절, 대학 시절, 사회 생활에 이르기까지 상사, 동료 등의 이름으로 이들과 만나게 된다. 인생 여정에서 우리가 만나는 모든 사람이 우리를 가르치고 우리에게 무언가 보여 줄 수 있다고 생각할 수 있다. 인생의 교훈을 학습하고 이해하며 감사할 줄 아는 겸손한 태도를 기르는 것은 전적으로 우리에게 달렸다.

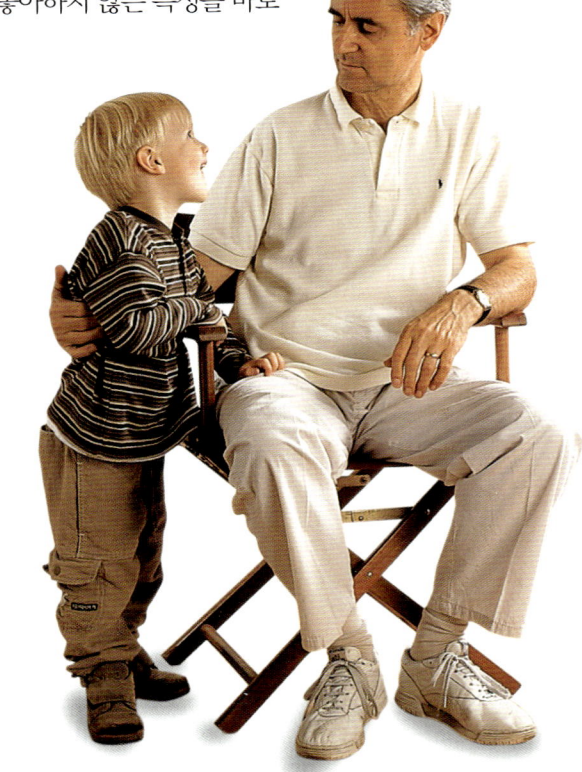

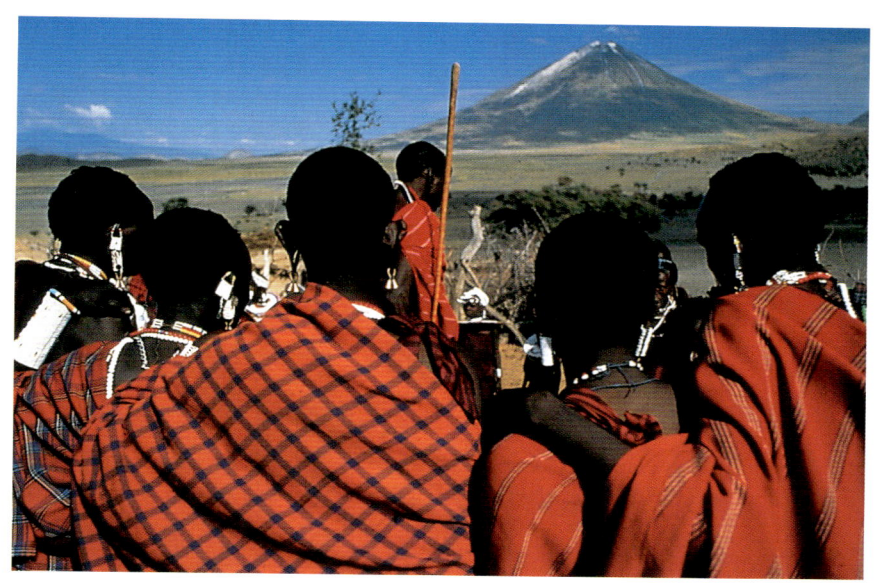

끊임없는 과정

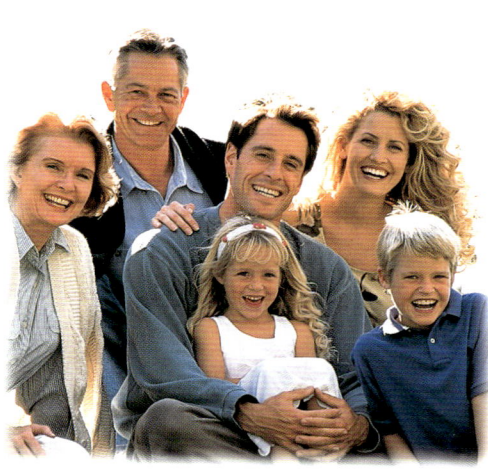

어른을 통해 배우는 것은 부족이나 가족과 같은 많은 인간 집단 구조를 구성하는 필수 요소이다.
다른 사람을 통해 배운 것들에 감사를 표현하는 방법을 배운다면, 우리 자신의 자긍심과 자신에 대한 믿음을 발전시킬 수 있으며 우리가 배운 것을 전달할 수도 있게 될 것이다.

제 4계율

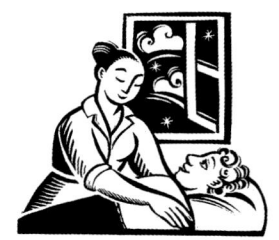

정직하게 생활비를 벌어라
자기존중은 행복과 만족스러운 삶의
필수적인 요소이다. 직업을 통해
성취감을 얻도록 하라.

정직하게 생활비를 벌고 어떤 사람, 사물, 환경에도 해를 끼치지 않는 것이 레이키의 네 번째 계율이다. 이 계율의 또 다른 면은 정직하고 양심적인 생계를 꾸리는 사람을 존경하는 것이다. 간호사, 교사, 환경미화원은 모두 우리의 존경을 받을 만하다.

많은 사람이 자신의 일을 통해 정체성과 자기가치를 얻는다. 에너지의 막힘, 쑤심, 통증, 가벼운 질환의 재발 등이 발생하는 일반적인 원인은 죄책감, 두려움, 불안감, 양심의 가책 등과 같은 파괴적이고 부정적인 감정이다. 이러한 감정은 모두 자신의 일에 대한 부정적인 감정에서 시작될 수 있다. 스트레스 역시 대두되는 문제이며 결근의 주요 원인 중 하나이다.

아무리 미미한 것이더라도 당신이 일을 통해 기여하는 바를 인지하는 것이 중요하다. 하루를 시작할 때와 끝낼 때 당신의 기여도를 생각하는 것만으로도 당신의 자기 존중 의식을 향상시키는 데 도움이 될 수 있다.

조화 발견하기

사람들은 보통 자신을 표현하거나 자긍심을 발견하는 데 도움이 되는 올바른 직업이나 활동에 자신이 참여하고 있는지 아닌지를 알고 있다. 네 번째 계율은 당신의 삶을 정화하고 합리화할 수 있는 첫 단추를 채울 수 있도록 가르친다. 이것은 재교육을 받거나 단순히 새로운 가능성을 열어 두는 것과 같이 당신의 경력을 바꾸기 위한 조치를 취하는 것을 의미할 수 있다. 당신이 지금 직업을 바꿀 수 있는 입장이 아니더라도 직업에 대한 긍정적인 태도를 보이고 당신이 할 수 있는 가장 좋은 방법으로 책임을 다하는 방향으로 발전할 수 있다. 명심하라. 날마다 새롭게 시작하면 긍정적인 사람이 되는 데 도움이 될 것이다.

레이키에서는 진실함과 정직함을 살아가기 위한 기본 원칙으로 간주한다. 정직한 삶이라는 계율을 받아들이는 것은 당신 자신과 타인을 존중하기 위한 중요한 부분이다.

사례

줄리는 어린 자녀 둘을 키우는 26세의 가정주부이다. 그녀는 날마다 만나는 사람들에게 제 4계율을 적용한다.

겸손한 줄리는 다른 사람의 행복을 위해 사소하지만 많은 일을 하는 사람으로 기억되고 싶다고 말한다. 줄리는 가족을 돌보는 일 외에도 이틀에 한 번씩 나이 드신 이웃을 찾아뵙고 지역 유년대(Cup Scouts, Boy Scouts 중의 어린이 단원-옮긴이)를 운영하는 것을 돕는다. 또한, 인권 수호 단체인 국제 앰네스티(Amnesty International)의 회원이기도 하다.

자신에게 진실하기

당신 자신을 있는 그대로 받아들이고, 당신이 다른 사람에게 미치는 기여도의 가치를 인식하고 인정하는 법을 배우도록 하라.

제 5계율

감사하라

살아 있는 모든 것에 감사하라는 것이 레이키의 다섯 번째 계율이다. 우리가 소유한 모든 것을 귀하게 대한다면 우리의 마음을 확장시키고 인생의 즐거움을 향상시키는 데 도움이 된다. 이것은 우리를 돕는 사람들을 비롯한 모든 사람에게 친절하고 우리 주변의 동물, 식물, 나무, 산소를 소중히 여긴다는 것을 의미할 수 있다. 사소하게는 아름다운 일몰이나 꽃 등을 귀중하게 대하라는 말이기도 하다. 이러한 모든 것을 인식하면 우리가 더 큰 세상의 일부분임을 깨달을 수 있으며 이 사실을 존중할 수 있다.

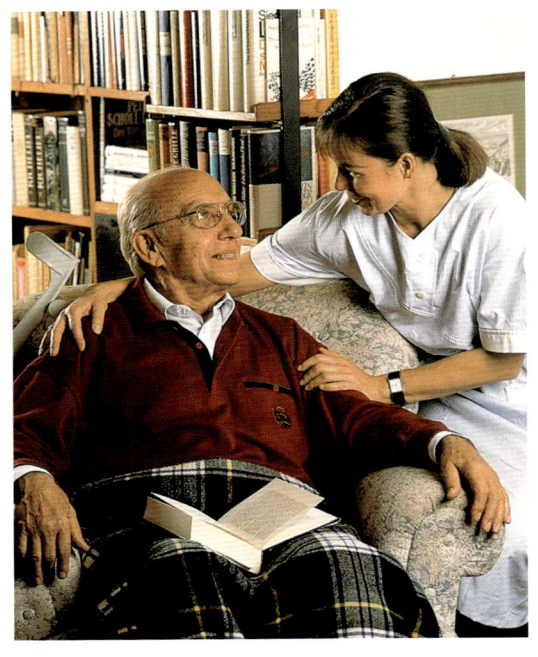

도움의 손길
도움이 필요한 사람을 돕는 것은 스스로 자신에 대한 좋은 인상을 가질 수 있는 확실한 방법이다. 작은 친절은 그 자체가 보상이다.

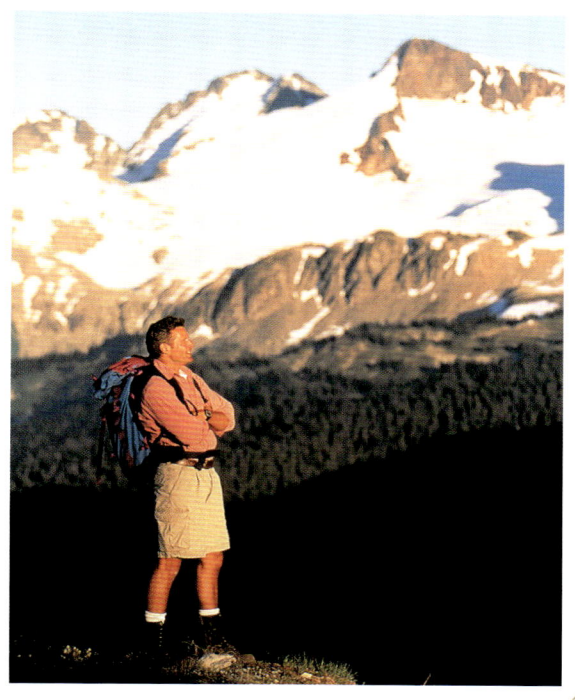

더 많이 사랑하기
애완동물이나 일하는 동물(시각 장애인을 위한 안내견 등)에게 애정을 표현하는 것은 일상 속에서 이들의 존재에 감사를 표하는 한 방법이다.

감사하기
제 5계율은 어떤 형태로든 살아 있는 모든 것과 상황에 감사하는 것이다. 심지어 인생의 어려움과 도전에도 감사해야 한다. 이러한 어려움과 도전을 통해 변화하고 발전하며 성장하는 법을 배울 수 있기 때문이다.

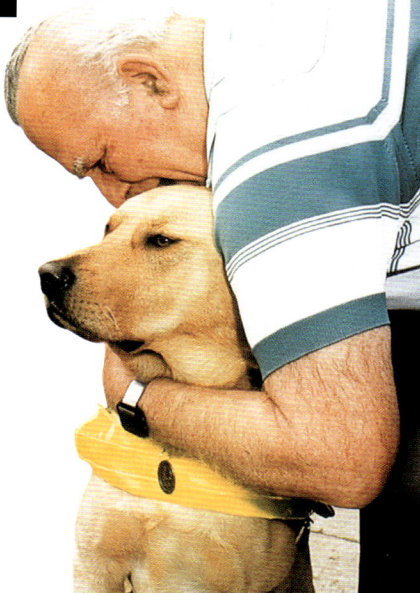

교환의 전통

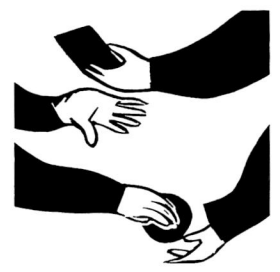

주고받기
힐링에 감사하는 법을 배운다면
리시버와 힐러 간에 이동하는 에너지를
유지하는 데 도움이 된다.

레이키의 전통 중 하나는 자신이 받은 것에 대해 보답하는 교환의 전통이다. 이러한 전통은 레이키 창시자인 우스이 박사로부터 시작되었다. 박사는 리시버가 힐링에 적극적으로 참여할 수 있도록 돕고자 했다. 레이키 힐러는 전문 마스터가 아니라면 힐링에 대해 요금을 부과할 수 없다. 그러나 레이키 힐링을 인정하고 꽃이나 작은 선물로 감사를 전하는 것이 좋다. 아니면 감사의 표시로 시간을 내 레이키 힐러를 도울 수 있다. 좀 더 영적인 수준에서의 교환이란 힐링 에너지라는 선물을 받은 것에 대한 보답으로 의식을 변화시키고 갱생시키기 위해 헌신하는 것을 의미할 수 있다.

레이키에 대한 사례

전문 레이키 마스터는 서비스에 대한 요금을 받는다. 이 요금은 당신이 사는 곳이나 만나는 힐러에 따라 다양하다. 가끔은 리시버의 필요나 상황에 따라 무료, 혹은 아주 저렴한 가격으로 힐링을 받을 때도 있다. 레이키 힐러는 보통 자신의 부모는 무료로 힐링한다. 이들은 부모로서 힐러에게 생명이라는 선물을 준 장본인이기 때문이다.

레이키 기술을 배우는 데 드는 비용은 다양하다. 일반적으로 레이키 마스터는 1단계를 학습하는 데 2~3일, 2단계를 배우는 데 약 6~7일, 3단계를 배우는 데 2주 정도의 요금을 부과한다. 마스터십 요금은 보통 마스터와 개별적으로 논의하여 협상하지만 오랜 시간 헌신해야 할 것이다.

이보다 더 저렴하게 레이키를 배울 수도 있다. 하지만 등록을 하기에 앞서 힐러의 자격증이나 계보(lineage)에 대해 반드시 질문하여 그가 당신에게 필요한 것을 제공할 수 있는지를 확인해야 한다(70~91페이지 참조).

사례

35세인 수잔은 샵 매니저이다. 최근 수잔은 레이키 주말 과정에 참석하여 기본 원칙을 배웠다.

레이키 과정을 이수한 후, 수잔은 종종 배운 것을 자신에게 연습했다. 또한, 직장에서 온종일 서 있느라 자주 피곤해하는 가게 주인 여자에게 레이키를 주기도 한다. 첫 번째 세션이 끝났을 때 가게 주인은 이렇게 편안하고 충만한 느낌은 받아 본 적이 없다고 말했다. 수잔 역시 힐링을 통해 유익함을 얻었으며 그 후 매우 편안해졌음을 깨달았다. 수잔은 커다란 초코바 한 개와 꽃 한 다발을 보답으로 받았다.

헌신하기

레이키의 각 단계에는 적절한 수준의 교환이 필요하다. 이것은 사람들이 자신의 수준에 맞는 헌신을 하는 것만으로 충분하다.

힐링받기

어떤 기대나 예상을 하지 않는다면 더욱 명확하게 레이키를 경험할 수 있다. 레이키 힐러는 힐링에 대해 마음을 열라고 말한다. 그러면 당신이 실망하는 일은 없을 것이다.

어쩌면 당신은 인식이 요동치고 이해력이 생기는 것에 놀라게 될지도 모른다. 뭉친 근육이 풀리고 정신적 고뇌가 사라지며 해결책이 떠오르기 시작하면서, 신체적인 통증이나 고통이 저절로 사라질 것이다. 리시버는 자신이 살아온 이야기에 따라 각기 다른 레이키를 경험할 것이다.

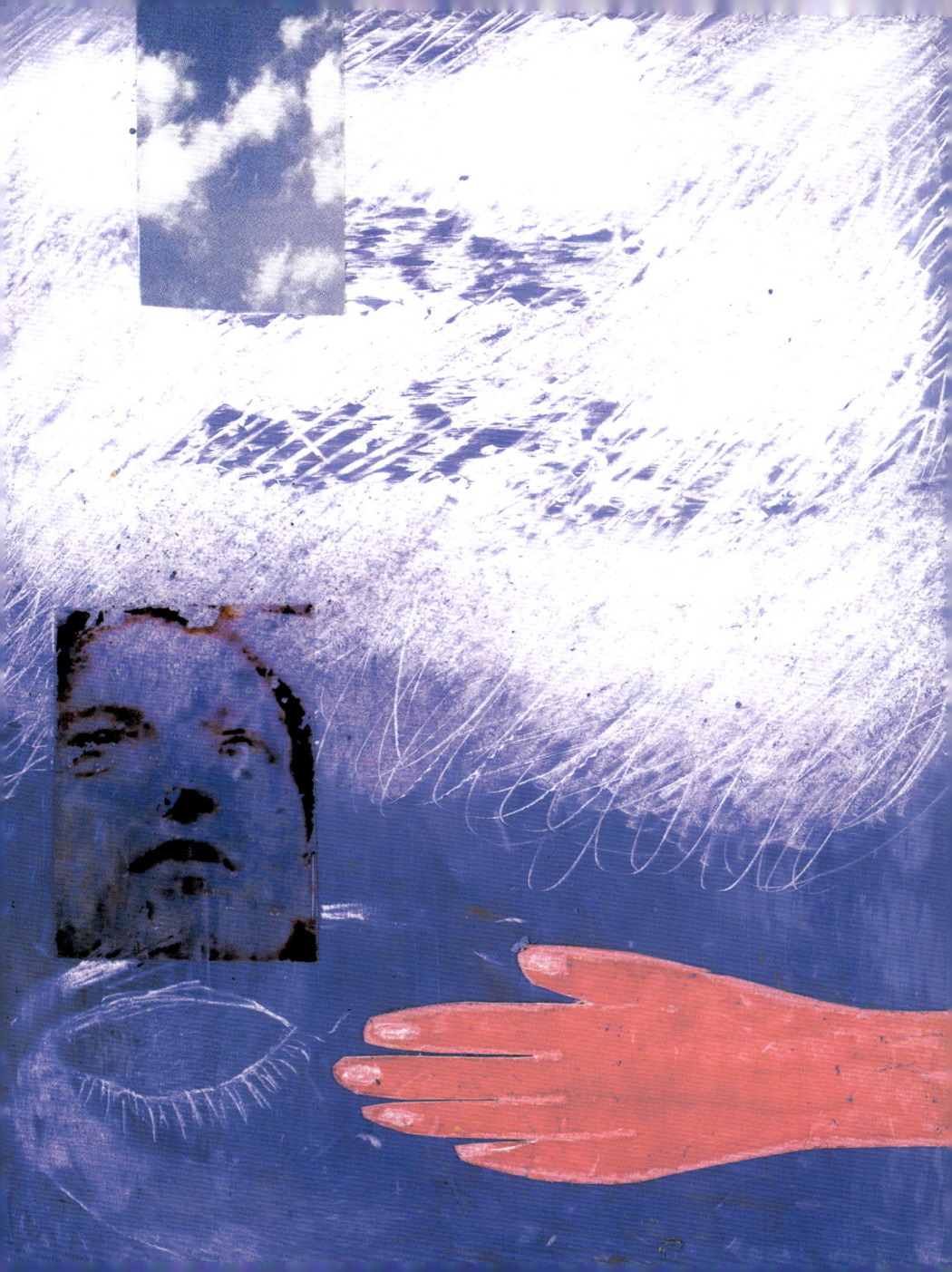

힐러 찾기

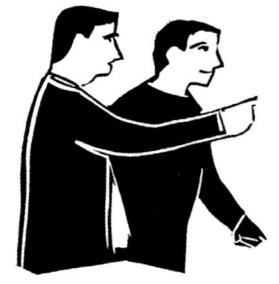

주변 사람들에게 물어보기
레이키 힐러를 찾는 가장 좋은 방법은 친구나 지인들에게 물어보는 것이다.

당신은 친구나 가족을 통해 레이키 세션을 경험해 본 후 좀 더 경험이 많은 힐러를 통해 레이키를 탐구해 보고 싶을 수도 있고, 처음부터 힐러를 통해 힐링을 접해 볼 수도 있다. 어느 쪽이든 간에 전문 레이키 힐러의 세션에 시간과 돈을 투자하고자 한다면, 당신에게 적합한 힐러를 찾는 데 시간을 투자하는 것이 좋을 것이다.

당신과 생각이 같은 사람을 찾으려 할 수도 있다. 무엇보다 당신의 레이키 힐러는 당신이 쉽게 이야기할 수 있고 당신의 발전을 도울 수 있다는 확신이 서는 사람이어야 한다.

무엇보다도 당신을 잘 아는 사람으로부터 추천을 받는 것이 가장 좋다. 전문 레이키 기관에 연락하여(223페이지 참조) 당신이 사는 지역의 힐러를 추천받을 수도 있다.

자격 확인하기

레이키 기본 기술은 간단히 배울 수 있으며 누구나 접근할 수 있기 때문에, 힐러가 충분한 경험이 있는지를 확인하는 것이 중요하다. 전문 레이키 힐러는 최소 2

단계의 레이키를 완료해야 하며, 자신의 마스터와 계속 관계를 유지하는 것이 좋다.

당신은 힐러의 계보에 대해 물어볼 수도 있다. 모든 레이키 힐러는 그 교습의 출처가 우스이 박사의 직계여야 하며(28~31페이지 참조), 자신이 첫 번째 마스터와 어떻게 연결되는지를 명쾌히 설명할 수 있어야 한다.

힐러의 경험

힐러가 얼마나 오래 레이키를 탐구해 왔으며 단계별 진전을 이루었는지를 아는 것 역시 유용하다. 이러한 정보는 힐러가 힐링을 얼마나 진지하게 받아들이고 있는지를 나타내는 지표가 될 수 있다. 어떤 사람은 주말 이틀 만에 세 단계를 모두 완료한다. 하지만 대부분의 레이키 마스터들은 이 시간만으로는 레이키를 이해하고 영적 발전을 이루는 데 충분하지 않다고 생각한다.

그 외 요법

레이키는 다른 보완적인 요법들과 함께 사용할 수 있으며, 어떤 레이키 힐러들은 지압이나 크리스탈 힐링, 색채 치유 요법과 같은 다른 요법을 수행하기도 한다. 레이키 힐링만 받고 싶다면 이 사실을 힐링 전에 분명히 밝히는 것이 좋다.

안전한 힐링

레이키가 모든 사람에게 안전하고 적합한 것이라 하더라도 전문 레이키 힐러는 힐링 시 고객과 학생을 치료하기 위해 보험에 가입해야 한다.

알아보아야 할 것들

좋은 레이키 힐러라면 당신이 레이키 마스터에게서 찾는 여러 가지 개인적 자질을 갖추고 있을 것이다(70~71페이지 참조). 힐러는 친절하고 개방적이어야 하는 동시에 전문적이며 개인의 비밀을 존중해야 한다. 당신은 당신이 원하는 것에 귀를 기울이고 당신이 힐링에 대해 가질 수 있는 의문점에 친절히 답할 수 있는 사람을 원할 것이다. 무엇보다도 힐러는 당신이 가지고 있는 많은 인생 문제를 편안히 이야기할 수 있으며 당신을 도울 수 있는 충분한 경험과 지식이 있어야 한다.

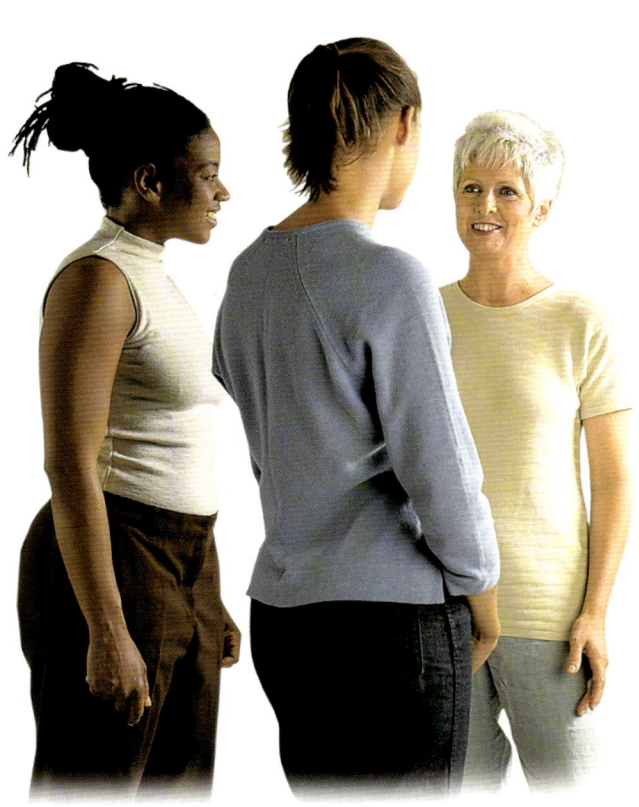

편안한 대화
첫 세션을 갖기 전에 레이키 힐러와 대화해 보아라. 전문 힐러는 보통 힐링 전에 전화로 이야기하거나 직접 만나 대화하는 것을 좋아할 것이다. 이것은 당신이 힐러에게서 편안함을 느낄지 확인하는 좋은 방법이다. 걱정이 앞선다면 친구와 함께 가는 것도 좋은 생각이다. 이렇게 사전에 대화해 봄으로써 힐링 요금을 확인할 수도 있다.

힐링 장소

아무 곳에서나 레이키를 받을 수는 있지만, 전문 힐러라면 환자를 힐링하는 공간이 따로 있을 것이다. 레이키에는 활력에 접근하는 과정이 포함되므로, 힐링 장소는 깨끗하고 깔끔하게 정리된 곳이어야 한다. 힐링 장소는 조용하며 프라이버시를 보장하는 곳인지 확인하라.

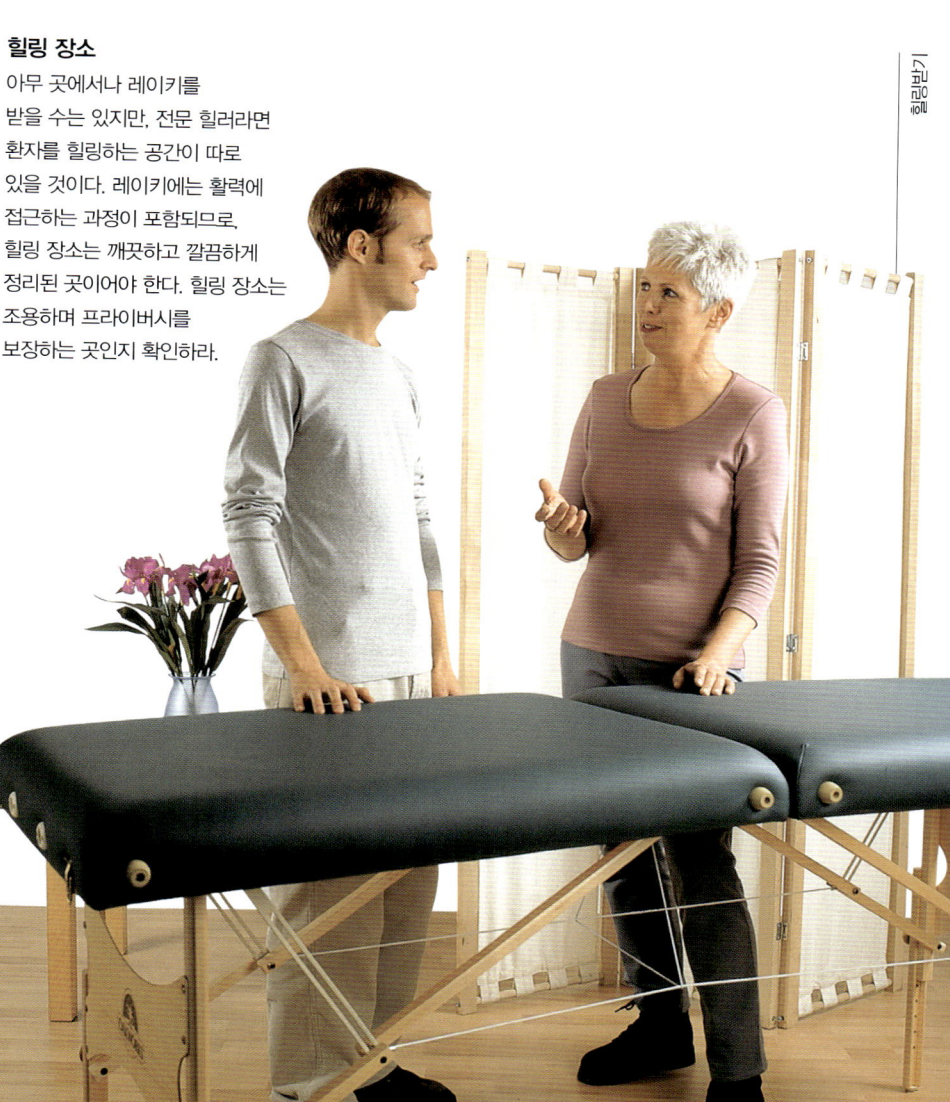

힐링을 위한 시간과 장소

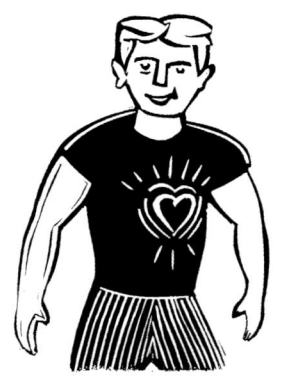

마음으로부터
레이키는 우주의 생명력으로서 우리 마음과 우리 주변에 늘 존재한다. 언제 어디서나 레이키의 힐링 력에 접근할 수 있다.

어느 곳에서나 레이키 힐링을 받을 수 있다. 이 기술을 일단 배우고 나면 가정에서나 야외, 버스 안, 차 안에서 당신 자신을 힐링할 수 있다. 힐링을 위해 특별히 약속을 잡을 필요도 없다. 하지만 전체 레이키 세션을 받으려면 이 세션을 최대한 받아들일 수 있도록 시간을 투자하는 것이 좋다.

시간 마련하기

전체 레이키 세션을 위해 일정을 잡는 것이 가장 중요하다. 세션은 보통 45분에서 1시간 정도 소요된다. 가끔 시간이 더 길어질 때도 있다. 다른 약속이나 하교하는 아이를 데리러 가는 등의 걱정 없이 충분한 시간을 마련해 둔다면 이 세션을 통해 훨씬 더 많은 혜택을 얻게 될 것이다.

힐링을 시작하기에 앞서 얼마 동안 조용한 숙고의 시간을 가질 수도 있다. 이것은 약속 시간에 딱 맞춰 급히 오는 것보다 5분이나 10분 먼저 도착해 기다릴 수 있는 여유를 주기도 한다. 또한, 힐링이 끝난 후에는 그 효과를 느끼고 흡수할 수 있는 시간을 가져야 한다. 가능하면 힐링을 받는 날에는 너무 많은 일을 계획해 두지 않는 것이 좋다.

당신에게 맞는 힐러를 선택하면 레이키를 최대한 활용할 수 있다. 힐러의 주변 환경이 당신에게 적합해야 하며 힐러가 당신의 마음을 준비시키고 안정시켜 힐링을 받을 수 있도록 열어 주어야 한다(58~59페이지 참조).

사례

53세의 비서인 헬렌은 다른 사람을 도와야 할 때 제일 먼저 레이키를 떠올린다. 그녀는 엉뚱한 장소에서 레이키 힐링을 하는 일이 종종 있는데, 가족, 친구들 모두 그런 그녀의 모습을 무척 재미있어 한다.

휴가를 내어 스키장에 놀러 간 어느 날, 헬렌은 바에서 쉬고 있었다. 그때 낙상하여 다친 한쪽 다리를 걸상에 받히고 있는 동료를 발견했다. 그녀는 도와주겠다고 말하고 자신의 손을 동료의 부상 부위에 올려놓았다. 또 어떤 날은 쇼핑몰에서 오랫동안 기침 발작을 하던 어떤 여자의 가슴에 손을 얹어 주었다.

빠른 레이키 힐링이 큰 도움이 된다는 것을 알고 있긴 하지만, 헬렌은 힐러를 찾아가기 전과 후에 자신의 내면이 차분해지고 힐링의 효과를 완전히 경험할 수 있도록 혼자만의 시간을 갖는다.

레이키 촉진하기

레이키 힐링을 통해 당신은 의식의 자각을 경험할 수 있다. 레이키 힐링에 시간과 공간을 할애함으로써 그 힘을 존중할 수 있다

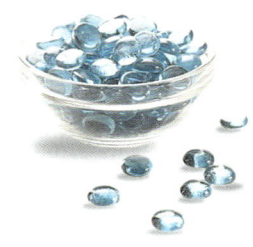

고귀한 분위기
구슬이 담긴 유리그릇과 같이
아주 단순한 물건도
집을 한층 아름답게 할 수 있다.

에너지 받아들이기

가능하면 힐링을 하기 전에 평화의 기운을 발산하는 곳에서 시간을 보내라. 집에서 힐링할 것이라면 힐링할 장소를 따로 마련하는 것이 좋다. 건물은 주변의 에너지를 빨아들여 분위기를 조성한다. 방 안에 있는 물건들이 긍정적인 기운을 내뿜는 것일수록 그곳에서 더 편안함을 느낄 수 있다. 평온한 분위기는 레이키의 기쁨을 증진시키며, 안전한 안식처는 당신을 힐링하고 당신의 웰빙을 촉진할 수 있는 탁월한 공간이 된다.

힐링하는 공간

힐링에 도움이 되는 분위기를 연출하려면 다음의 요소를 모두 고려하라.
- 밝고 연한 색상
- 깔끔하게 정리된 곳
- 신선한 공기
- 창문과 가까운 곳
- 온기
- 조용한 곳

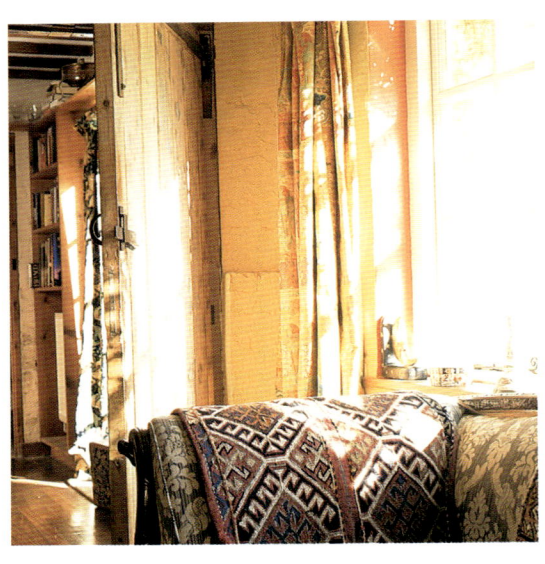

햇빛 받아들이기
간단한 방법으로도 방을
아름답게 만들 수 있다.
먼저 햇빛이 들어오도록 하라.

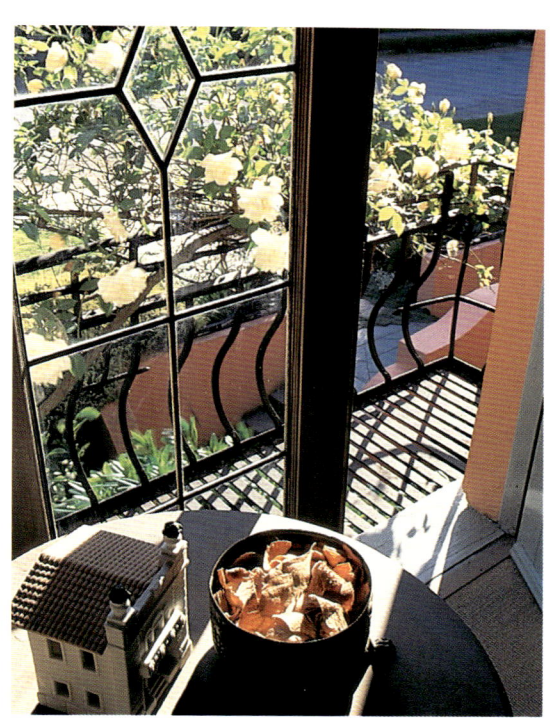

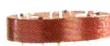

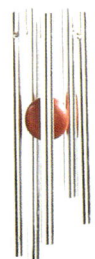

전망이 좋은 방
어느 계절이든지 간에 자연을 감상하는 것은 큰 기쁨이다. 설사 실내에서 바라보더라도 마찬가지이다.

바람이 노래하게 하기
집 주변의 바람에 흔들리는 윈드 차임(유리·금속·대나무 등을 매단 장식물―옮긴이)은 조화로우면서도 불규칙한 교향곡을 만들어 낸다.

기대어 휴식을 취할 수 있는 곳
크고 화려한 색상의 쿠션을 두면 아주 단순한 방이라 하더라도 고급스럽고 편안한 분위기를 연출할 수 있다.

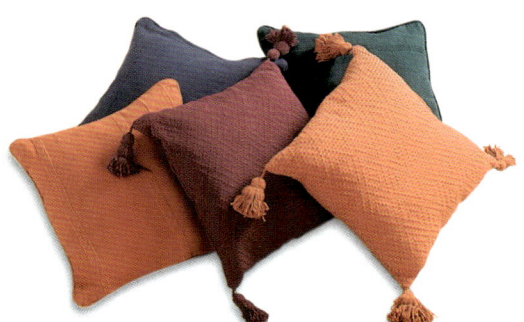

힐링을 위한 준비

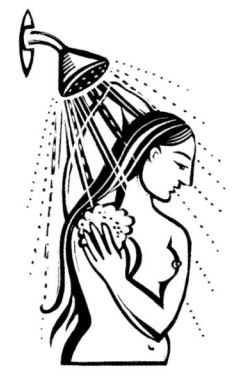

내면의 정화
그날의 걱정거리를 깨끗이 씻어 내면 레이키 힐링으로 긴장을 완화시키는 데 도움이 된다.

레이키 힐링을 완전히 경험하려면 공간을 확보해야 한다. 갇혀 버린 느낌이 들지 않게 하려면 물리적 공간이 충분히 필요하며, 정신적 공간을 확보하여 정신의 확장이나 의식의 발달이 이루어질 수 있도록 해야 한다. 열린 마음으로 힐링에 참여하는 것이 가장 중요하다.

걱정 떨쳐 버리기

동시에 여러 가지 일들을 걱정하고 있다면 레이키 경험을 최대한 활용할 수 없을 것이라고 레이키 힐러는 말한다. 레이키의 힐링 효과를 얻으려면 시간과 걱정을 떨쳐 버릴 필요가 있다. 레이키 힐링을 받는 한 시간 동안만은 걱정을 접어 두어라. 그러면 힐링을 받는 동안 그 경험에 완전히 몰두하여 힐링이 당신을 위해 만들어내는 에너지를 빨아들일 수 있을 것이다.

세션을 시작하기 전 몇 분간 조용히 앉아 호흡하거나 명상하라(170~171페이지 참조). 이렇게 하면 집중하는 데 도움이 될 것이다.

복장

어떤 식으로든 활동을 제한하지 않는 편안한 옷을 입어, 세션이 진행되는 동안 적당히 긴장을 풀 수 있도록 하라. 방의 온도도 잊어서는 안 된다. 움직이지 않고 누워 있으면 체온이 떨어지기 때문에 실내 온도를 적당히 따뜻하게 유지하는 것이 중요하다. 헐렁한 스웨터를 여분으로 가져가 추위를 느낄 때 입도록 한다. 신발이나 벨트, 안경은 벗어 두어야 한다. 힐러는 또한 힐링 전에 시계나 기타 장신구를 뺄 것을 권장한다.

간단한 위생

레이키 힐러는 일반적으로 힐링을 하기 전에 손을 씻는다. 당신이 리시버라면 힐러를 만나기 전에 목욕이나 샤워를 하고 머리를 감는 것이 당연한 예의이다. 당신이 건강하고 규칙적인 식사를 한다면 입 냄새 문제는 없겠지만 보통 세션 전에는 양치를 한다.

평온의 시간

레이키 힐링을 받기 전 잠깐 조용히 앉아 이해가 깊어지게 하라. 당신의 마음을 느끼고 여는 데 집중하라.

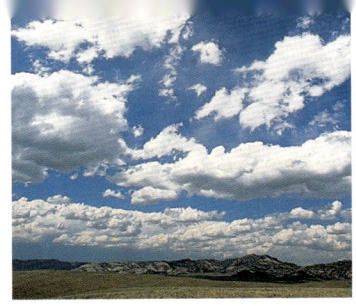

세상이 열린다
처음 레이키를 받게 되면 새로운 전망과 새로운 도전, 새로운 기회가 당신 앞에 나타날지도 모른다.

첫 경험

첫 레이키 힐링이 당신의 삶을 변화시킨다는 사실을 곧 깨닫게 될 것이다. 하지만 이것은 당신이 기대한 것과 다를 수도 있다. 레이키를 처음 경험한 사람들의 반응은 어리벙벙함에서 평온함, 의기양양함, 기쁨에 이르기까지 매우 다양하다. 때로는 흐느껴 울거나 다시 태어난 기분이 드는 등의 깊은 감정적 발산이 이루어지기도 한다. 레이키는 긴장을 풀어 주고 치유하는 능력이 있는 선물이므로, 당신의 첫 반응이 어떤 것이든 간에 이제 당신은 긍정적인 여정을 시작했다는 사실에 용기를 갖기 바란다.

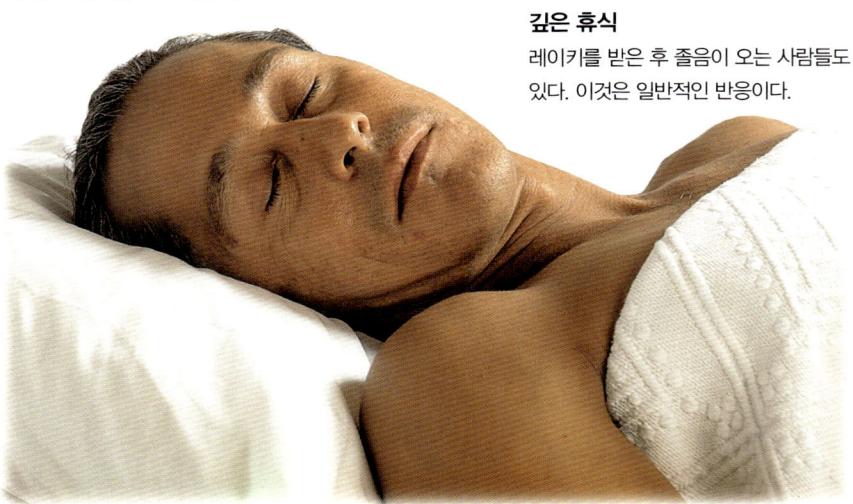

깊은 휴식
레이키를 받은 후 졸음이 오는 사람들도 있다. 이것은 일반적인 반응이다.

새로운 자각
레이키를 받으면 더 많은 진동을 느끼게 되면서 전혀 새로운 의식의 영역이 열릴 수 있다.

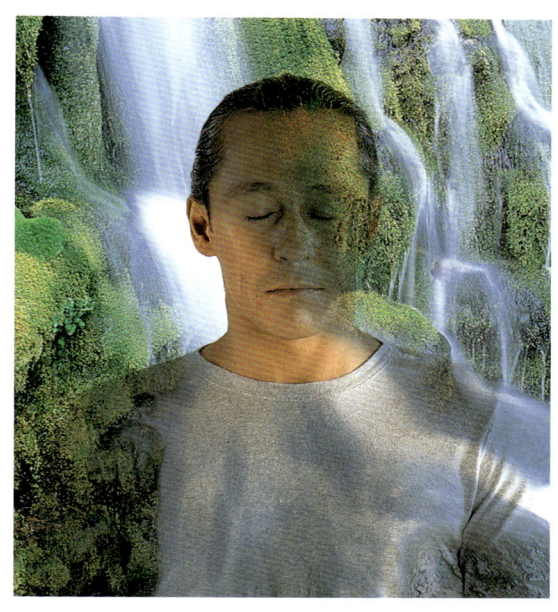

사례

61세의 데이비드는 아픈 등을 치료하기 위해 레이키를 이용했지만, 이 힐링이 자신의 감정에도 깊은 영향을 미친다는 사실을 깨닫게 되었다. 그는 거의 걸을 수도 없었으며 등의 통증이 너무 심해 앉은 자세에서 레이키 힐링을 해야만 했다.

힐링을 시작한 지 5분이 지나자 그의 몸이 떨리기 시작했다. 그는 이후 40분 동안 흐느껴 울었고, 힐러가 차분하게 그에게 이야기한 후에야 다시 세션을 시작할 수 있었다. 힐링이 끝났을 때 데이비드는 자신이 40년 이상 자신의 고통을 토로하기를 기다려 온 것 같다고 인정했다.

데이비드의 울음은 세션마다 잦아들었다. 그는 이제 더 젊어 보이고 훨씬 더 편안해진 모습이다. 그는 긴 안목으로 인생을 바라보게 되었다고 말한다. 등의 통증도 개선되고 있다.

첫 반응

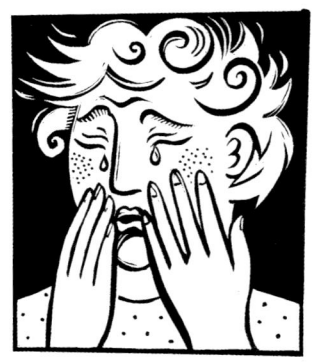

정서적 반응
레이키를 처음 경험하면
슬픔, 비탄, 무관심, 큰 기쁨, 해방감,
안도감 등을 느낄 수 있다.

레이키 힐링에 대한 당신의 첫 반응은 힐링하는 동안 나타날 수도 있고 몇 시간, 심지어 며칠 후에 나타날 수도 있다. 이것은 이상한 일이 아니다. 어떤 사람들은 화가 나거나 짜증이 나거나 눈물이 흐르는 등의 감정적 반발을 경험하기도 한다. 때로는 안면 홍조나 메스꺼움, 두통 등의 신체적 증상이 나타나기도 한다. 모두 매우 정상적인 반응이며 보통은 이 과정을 빠르게 거친다.

레이키는 종종 신체 기능의 균형을 잡아 주므로, 더 자주 화장실을 가고 싶거나 더 규칙적으로 장 운동이 일어날 것이다. 이것은 에너지 흐름이 개선되고 있다는 긍정적인 신호이다. 수년간 불면증에 시달려 온 사람이 레이키 힐링을 받고 나서 숙면을 취하게 되기도 한다.

힐링 반응

힐링이 끝나면 어떤 힐러들은 회복 반응(healing response), 또 어떤 힐러들은 명현 반응(healing crisis)이라고 말하는 경험을 할지도 모른다. 이 경우 리시버는 일시적으로 힐링 전보다 훨씬 더 기분이 나빠진다.

이 반응은 상대적으로 짧게 지나가며 이후에는 어지러운 에너지 력이 다시 균형을 이루고 집중하게 된다. 이 과정은 고통스럽고 심란할 수 있으나 보통 몇 시간 내에, 혹은 기껏해야 다음 날 안정되게 마련이다. 하지만 힐링을 받은 후 얼마간 조용한 곳에서 휴식을 취하며 긴장을 풀면 이 과정에 도움이 된다.

융합

많은 사람이 힐링을 하는 도중과 힐링이 끝난 후에 해방감과 차분함, 평온함을 경험한다. 어떤 사람은 이것을 "나 자신에게 돌아온" 느낌, 혹은 정신, 신체, 영혼이 하나가 되는 느낌이라고 표현한다.

사례

길리는 40세의 저널리스트이다. 그녀는 과민성 대장 증후군(IBS)을 치료하기 위해 레이키 세션을 시작했다.

첫 힐링을 받는 동안에는 큰 평온함을 느꼈지만, 신체적으로는 매우 불편하고 추웠으며 이후에는 몸이 떨려 왔다. 약 일주일간은 IBS가 악화되었으나 3주 정도 지나자 상태가 호전되기 시작했다. 그날 이후 길리는 몸이 정말 좋아지는 것을 느꼈으며, 항상 매우 뻐근했던 엉덩이와 등을 이완시키는 데에도 힐링이 도움이 되었다. 길리는 어려운 시기가 닥쳤을 때에도 이를 헤쳐나갈 수 있는 좀 더 긍정적인 인생관을 갖게 되었다. 그녀는 "무언가"가 자신을 받쳐 주고 있다고 느끼며 이 무언가가 레이키라고 굳게 믿고 있다.

마음을 열기

레이키 힐러는 우리가 알고 있는 것이 실제로 얼마나 적은 것인지 깨닫고 마음을 여는 법을 배우는 것이 지혜의 첫 번째 단계라고 믿는다.

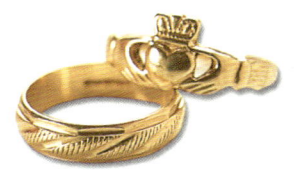

장기적인 관계
정기적으로 세션에 참여한다면 평생 레이키와 연결될 수 있다.

헌신하기

바쁜 생활 속에서 레이키를 활용한다는 것이 항상 쉬운 일은 아니다. 이것은 여가 활동을 포기하고 일정을 재조정해야 하며 가족이나 친구의 지지를 얻어야 한다는 의미가 될 수도 있다. 그러나 레이키의 온전한 효과를 얻기 바란다면 정기적으로 힐링에 참여하는 것이 좋다. 가끔 힐링을 받는 것도 도움이 될 수 있으나 지속적인 힐링 효과가 훨씬 더 클 것이다. 특히 첫 몇 주 동안은 매주 힐링에 참여하기 바란다.

레이키 비용

레이키 세션에 드는 비용은 다양하며, 어떤 힐러는 어려운 사람들에게는 더 저렴한 가격에 힐링을 해 줄 수도 있다. 하지만 정기적으로 레이키 힐링을 받으려면 경제적인 희생이 필요하다. 당신의 인생에서 레이키의 우선순위가 어느 정도인지 생각해 볼 필요가 있을 것이다. 예를 들면 이렇다. 당신에게 정말 필요한 것이 새 차인가 혹은 새 세탁기인가? 이 돈을 레이키에 투자하는 것이 더 좋을 것인가?

힐링으로 가는 길

현대 생활이 아무리 바쁘고 스트레스 쌓이는 일로 가득하다 하더라도, 레이키에 시간을 투자한다면 긴장 완화와 힐링의 측면에서 그 가치를 확인할 수 있을 것이다.

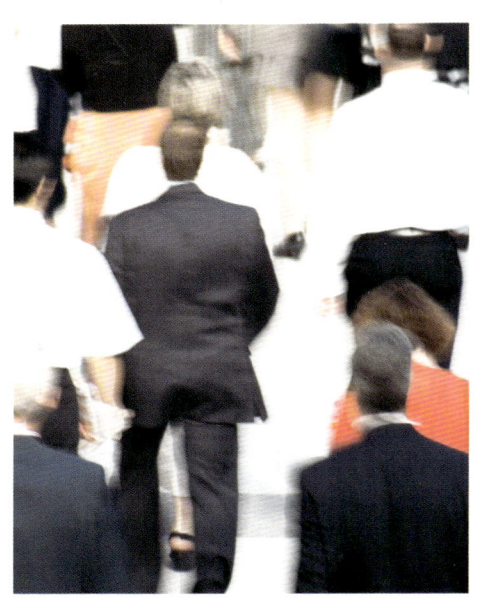

밝아오는 여명
정기적으로 레이키를 받으면 하루를 맞이할 때처럼 점차 큰 기쁨을 느끼는 데 도움이 될 수 있다.

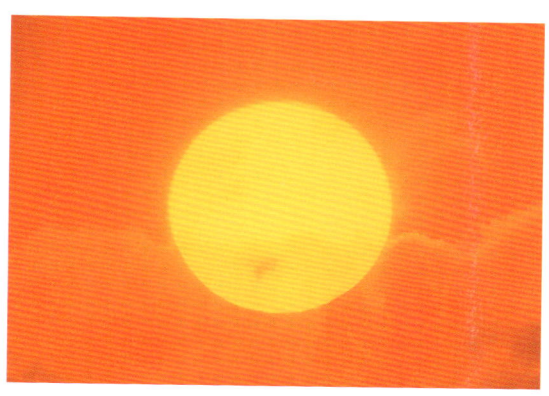

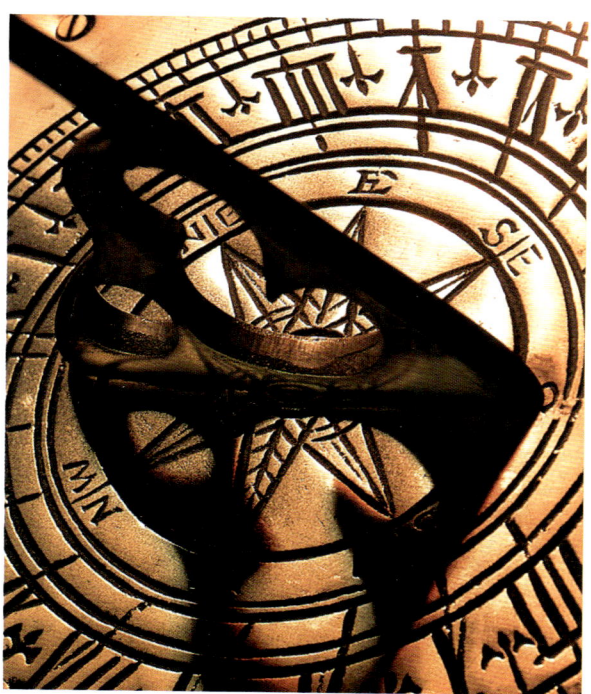

시간 절약
당신은 레이키에 할애할 시간이 전혀 없다고 생각할지도 모른다. 하지만 레이키 힐링은 당신이 가진 시간에 우선순위를 매기고 이것을 최대한 활용할 수 있도록 도와줄 것이다.

효과 발전시키기

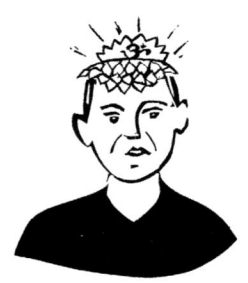

감수성의 심화
타인에 대한 당신의 직감, 느낌, 인내심이 레이키와 함께 모두 심화되고 강화된다.

정기적으로 레이키를 받게 되면 당신은 삶에 대한 태도와 경험이 크게 변화하는 것을 느끼게 될 것이다. 레이키 힐러들은 지속적인 힐링으로 당신 주변에 대해 더욱 분명한 견해와 더욱 편안한 태도를 가질 수 있다고 말한다.

많은 사람이 점차 우주에 대한 신뢰감이 강화되는 것을 느끼며, 이들의 관계가 더욱 보답을 받고 신체적 건강과 웰빙이 증진되는 것을 경험한다.

직관력

레이키 여정을 계속할수록 당신은 더욱 민감해질 것이다. 많은 사람이 시각, 미각, 청각, 촉각, 후각의 오감이 향상되는 것을 감지한다. 예를 들면 색상이 더욱 밝게 보이고 소리가 더욱 또렷하게 들리며 맛과 냄새가 더욱 강해질 수 있다.

힐링을 받을수록 육감이라고도 하는 직관력이 점차 성장한다고 느끼는 사람도 많다. 예를 들면 당신은 사람들이 말하지 않은 내용을 더 잘 파악하게 되고 표현할 수 있거나 거의 느낄 수 없는 것들에 더욱 민감해질 수 있다.

이러한 발전이 항상 편안한 것은 아니다. 감수성이 증가하면서 상처도 더 쉽게 받을 수 있으며, 주변 일들을 소화하기 위해 매일 당신만의 시간이 필요할 수도 있다.

의사 결정

당신의 직관이 성장하면 좀 더 편하게 의사를 결정할 수 있으며, 자기 내면의 목소리나 신념을 신뢰하는 새로운 능력을 발견할 수 있다. 이것은 당신이 특정 상황에 대해 올바른 결정을 하고 있다고 확신하는 데 도움이 된다. 힐링은 우주에 대한 신뢰감을 강조하기 때문에, 많은 사람이 자신의 결정에 덜 걱정하고 그 결과에 더 차분한 태도를 보이기 시작한다.

영적 심화

어떤 사람은 레이키를 통해 인생에 대한 신뢰감이 발전하여 여러 형태의 영적 확신이 심화되기도 한다.

자각이 발전하면 당신의 행동이 가져오는 결과에 대해 더 많이 알게 되고 책임감도 더 많이 느끼게 된다. 레이키 힐러는 이것이 자신감, 완전함과 더불어 당신이 떠맡아야 하는 요소라고 말한다.

필요한 것 받아들이기

사람은 레이키에 각기 다르게 반응할 것이며 이들이 받는 힐링은 그 당시 이들의 필요와 솔직함에 따라 다양해질 것이다.

레이키를 배우는 방법

사람들은 보통 레이키 마스터가 가르치는 정식 과정을 통해 레이키 기술을 학습한다. 이러한 과정은 주말 과정으로 편성되는 경우가 많다. 레이키 힐러는 사람들이 레이키가 제공할 수 있는 휴식과 힐링을 가장 절실히 필요로 할 때 레이키를 배울 생각을 하게 된다고 말한다. 당신이 레이키를 어떻게 찾든 레이키 마스터나 힐러는 레이키의 탐구와 발견이 길고 가치 있는 여정이라고 말할 것이다. 그 첫 단계를 밟고 나면 매일, 매주, 수년 동안 레이키를 배우게 될 것이다.

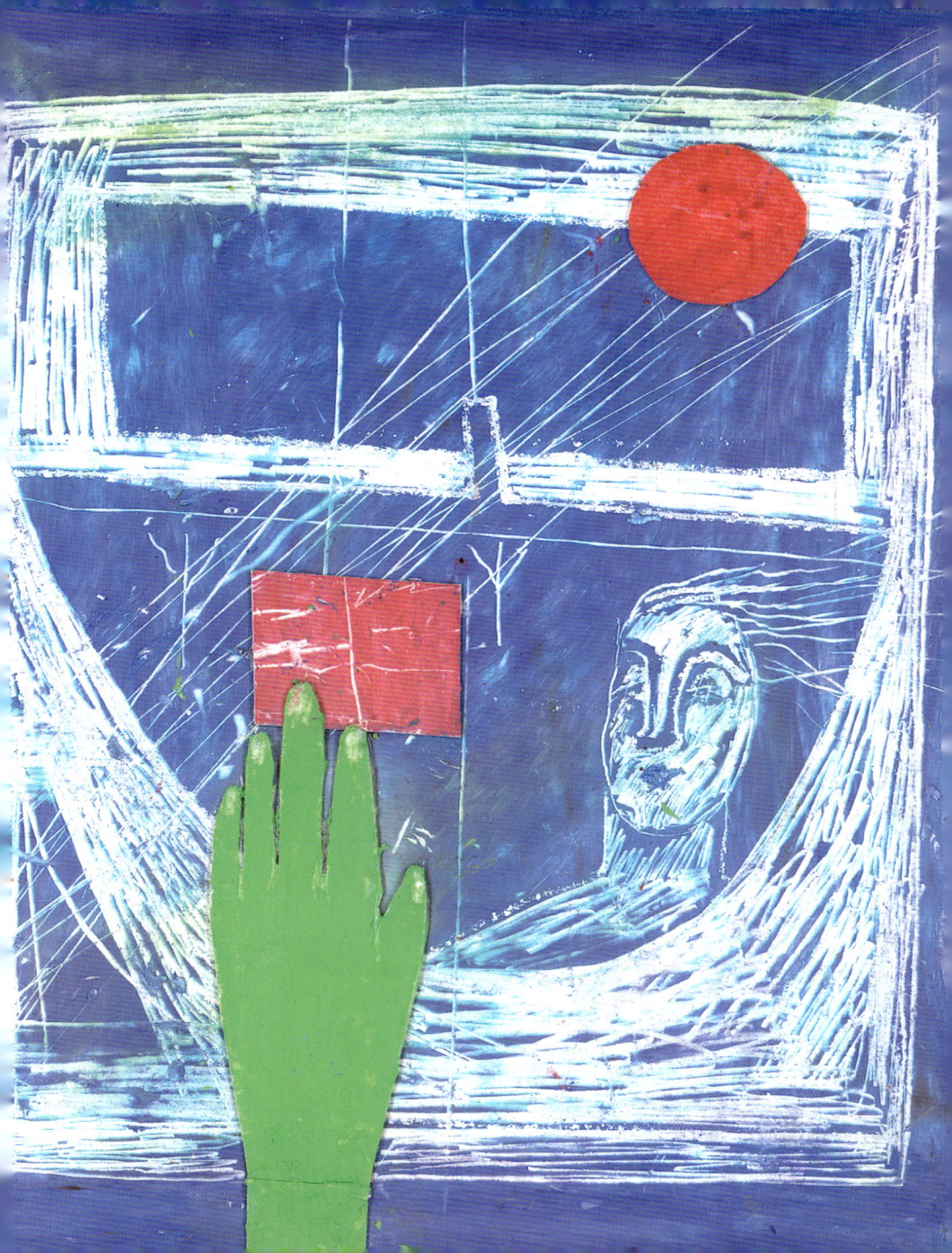

교육 과정을 찾는 방법

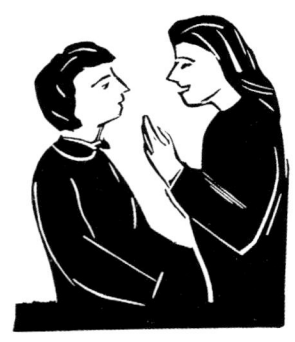

힐러에게 질문하라
레이키 교육 과정을 찾을 때
가장 좋은 것은 개인적인
추천을 받는 것이다.

어떤 레이키 마스터는 한 주 과정에서 1단계, 2단계, 3단계 레이키를 모두 가르친다. 하지만 학생의 에너지를 안정시키고 힐링 능력을 향상시키며 이해력이 성장하는 데 일주일로는 부족하다.

속도를 낸다고 하여 레이키를 배우고 집중력과 힐링을 발전시키는 과정이 더 빨라지는 것은 아니다. 오히려 이것은 학생에게 강한 반응을 일으켜 학생을 불편하고 혼란스럽게 만들 수 있다.

찾아볼 곳

레이키 힐러에게 힐링을 받고 있으며 힐러와 좋은 관계를 쌓았다면, 아마 이 힐러에게 레이키 과정에 대해 묻는 것이 좋을 것이다. 힐러가 직접 교육 과정을 운영하고 있거나 다른 마스터를 추천해 줄 수 있다. 또는 레이키를 배운 친구에게 교육 과정에 대해 들을 수 있다. 전문 레이키 기관(223페이지 참조)을 통해 당신이 사는 지역이나 근처에 있는 마스터와 연락해 볼 수 있다. 일부 기관은 교습 자격증을 도입하여 과정의 적합성을 명백하게 설명하기도 한다.

안내 및 지원

레이키를 배우면서 강한 변화를 겪게 되는데 이때 노련한 마스터가 당신을 안내하고 지원하며 조언해 줄 수 있다. 마스터의 경험과 성실함, 헌신에 대해 잠시 생각해 보라. 마스터와 개인적인 교감을 하는 것이 중요하다. 하지만 교육 과정이 얼마나 체계적인지, 수업 규모와 주변 환경이 당신에게 적합한지도 따져 보아야 한다.

과정 체크리스트

과정을 시작하기에 앞서 다음과 같은 질문을 마스터에게 할 수 있다.
- 보통 한 수업 당 인원은 몇 명입니까?
- 수업을 하는 곳은 어디입니까?
- 한 수업은 몇 시간(몇 분)입니까?
- 레이키를 수행한 지는 얼마나 되셨습니까?
- 전문 레이키 기관의 회원이십니까?
- 선생님의 마스터 성함은 무엇입니까? 마스터의 마스터 성함은 무엇입니까? (이것은 마스터가 자신의 영적 계보를 알고 있는지를 확인하는 데 도움이 된다.)

마스터의 자격

다음은 레이키 마스터에게서 확인해야 할 자격이다.
- 개인적인 교감
- 의사소통 능력
- 비밀 보장성
- 전문성
- 도전적인 견해
- 따뜻함
- 즐거움

배울 내용

레이키 과정은 가르치는 마스터에 따라 그 내용이 천차만별이다. 그러나 보통 비형식적으로 가르치며 레이키의 역사 및 전통, 레이키의 작용 방법, 레이키의 장점 등을 망라한 이론과 실습이 균형을 이룰 것이다. 모든 학생은 적당한 단계에 어튠되며(다음 페이지 참조) 레이키 에너지가 어떻게 작용하는지 확인하게 될 것이다. 레이키 마스터는 각 레벨의 레이키를 학습할 때 일어날 수 있는 효과에 대해서도 학생들에게 말해 줄 것이다.

경험 공유하기
수업은 12명으로 구성될 것이다. 다른 사람의 반응과 경험을 공유할 뿐만 아니라 사회적 교류를 할 수 있다는 것이 이 학습의 장점이다.

대부분의 교습이 구두로 이루어진다.

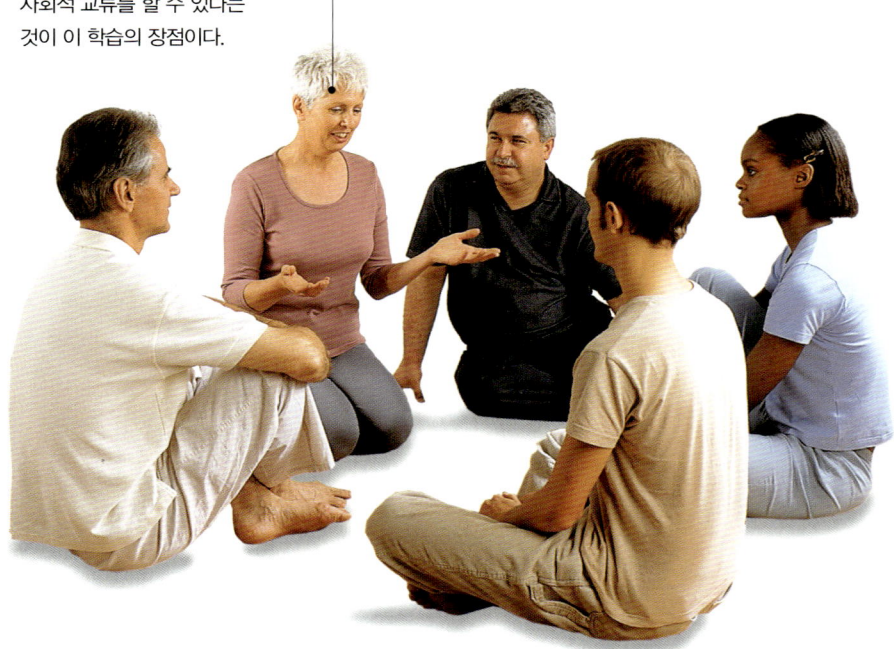

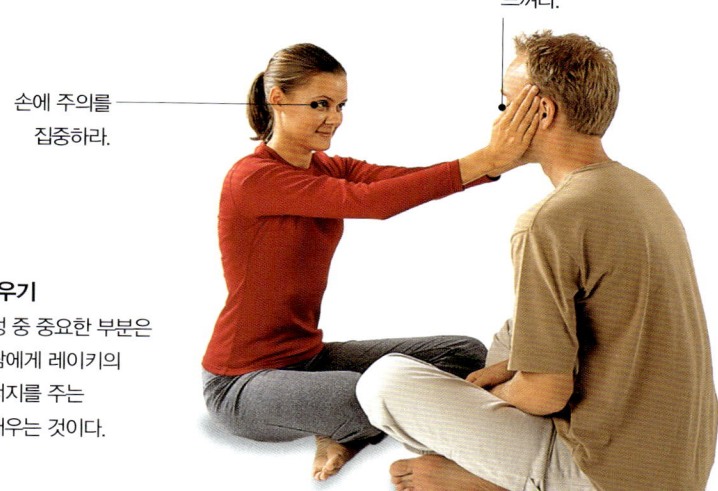

눈을 감고
레이키의 흐름을
느껴라.

손에 주의를
집중하라.

힐링 배우기
교육 과정 중 중요한 부분은 다른 사람에게 레이키의 힐링 에너지를 주는 방법을 배우는 것이다.

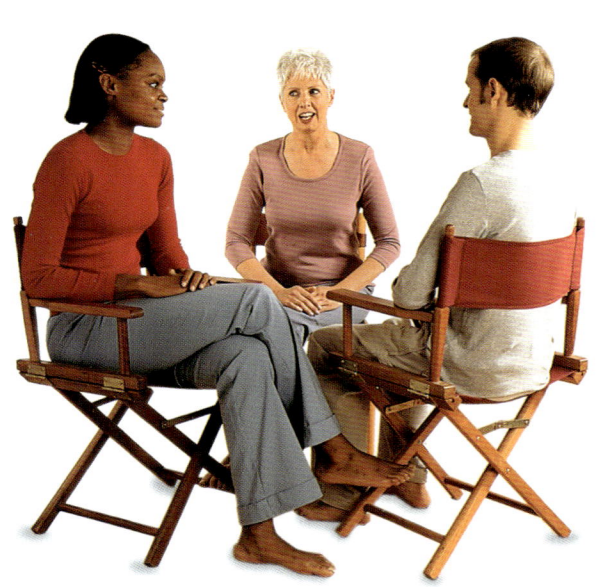

대화의 시간
많은 레이키 마스터가 레이키 과정에 자기 발전 훈련을 포함시킨다. 이 훈련은 학생들이 마스터 및 다른 학생들에 대한 신뢰감을 형성하는 데 도움이 된다. 보통 학생들이 마스터와 함께 걱정거리를 논할 충분한 시간이 마련되어 있다.

어튠먼트

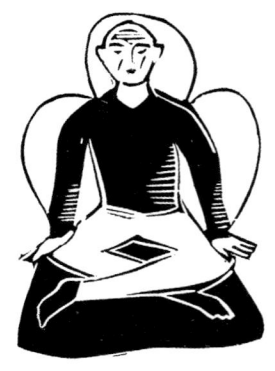

문 열기
어튠먼트는 입문 역할을 하며
학생이 레이키 힐링에
접근할 수 있도록 해 준다.

레이키 어튠먼트는 학생의 에너지를 재편성하고 학생이 무한한 레이키 에너지에 접근할 수 있도록 하는 역할을 한다. 레이키 마스터는 우스이 박사가 발견한 신성한 상징(28~29페이지 참조)과 그 상징을 표현하는 특정한 만뜨라 즉 소리 파동을 이용해 각 학생을 개별적으로 어튠한다.

마스터가 조용히 학생을 어튠하는 동안 학생은 보통 앉아서 눈을 감는다. 마스터는 상징을 불러내고 조용히 만뜨라를 반복하면서 신체의 에너지 중심인 짜끄라 일곱 군데(18~19페이지 참조)를 힐링한다. 이 과정은 짜끄라의 균형을 맞추어 이것을 재편성하고 신체의 에너지 흐름을 변경하는 데 도움이 되는 에너지 진동을 만들기 위한 것이다.

힐링 에너지는 보편적이며 우리 주변에 항상 존재하므로, 모든 사람이 이미 이 에너지에 연결되어 있다. 어튠먼트는 기존의 에너지 연결을 강화시키고 생명력 에너지에 끊임없이 접근할 수 있도록 작용한다.

신성한 의식

어튠먼트는 입문 과정의 역할을 하며, 일반적으로 마스터와 학생 간의 공유로 받아들여진다. 어튠먼트는 보통 신성한 의식으로 존중받는다.

개인이 어튠먼트를 경험하는 방식은 평화와 기쁨을 느끼는 것에서 다채로운 색상의 스펙트럼을 보는 것에 이르기까지 다양하다. 어떤 사람은 단순히 안도감과 해방감을 느끼기도 하고 일반적인 웰빙과 조화의 느낌을 받기도 한다. 이러한 어튠먼트는 레이키를 구성하는 본질적인 부분이며, 레이키와 다른 형태의 모든 힐링 간의 주요한 차이를 나타내기도 한다.

어튠먼트의 작용

1단계 레이키에는 네 가지, 2단계에는 한 가지, 마스터 단계에는 한 가지의 어튠먼트가 있다. 각 어튠먼트는 점진적으로 더 높은 단계의 내면에 작용한다.

학생이 신체에 작용하는 첫 번째 어튠먼트를 받으면 힐링 에너지가 레이키 힐러의 머리 꼭대기에서 심장, 태양 신경총(명치)을 거쳐 손까지 아래로 흐를 수 있다. 이를 통해 힐러는 자신이나 타인에게 힐링 에너지를 사용할 수 있다. 더 높은 수준의 어튠먼트는 정서, 정신, 영혼에 작용한다. 모든 어튠먼트가 균형과 조화를 가져다준다.

진실이 시작되는 순간

먼저 한쪽 문을 연다… 그 다음 또 하나… 그리고 또 하나… 그리고 또 하나… 이렇게 깨달음을 향한 여정이 시작된다.

레벨 1 수업

레벨 1 수업에서는 레이키 학생에게 레이키를 주는 것의 기본 기술을 소개한다. 레벨 1 레이키를 배우는 주요 목적은 자신을 발전시키고 힐링하는 것이어야 한다. 이 과정을 통해 당신은 친구나 가족 등의 타인에게도 레이키를 줄 수 있을 것이다. 하지만 힐러가 되기 위해 필요한 기술과 경험을 갖춘 것은 아니다.

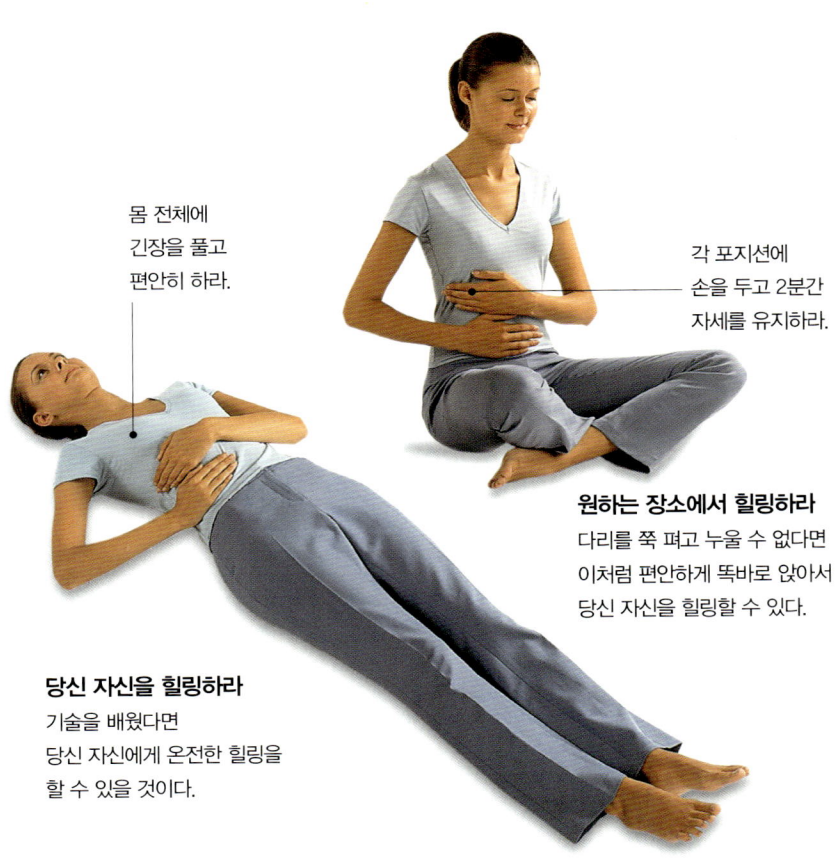

몸 전체에 긴장을 풀고 편안히 하라.

각 포지션에 손을 두고 2분간 자세를 유지하라.

원하는 장소에서 힐링하라
다리를 쭉 펴고 누울 수 없다면 이처럼 편안하게 똑바로 앉아서 당신 자신을 힐링할 수 있다.

당신 자신을 힐링하라
기술을 배웠다면 당신 자신에게 온전한 힐링을 할 수 있을 것이다.

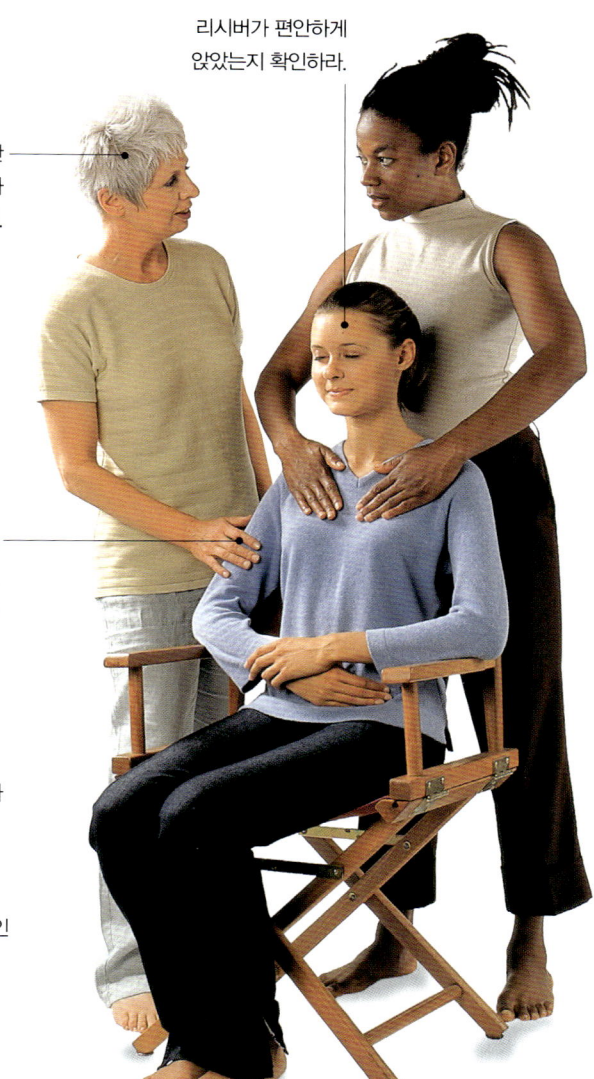

힐링에 대한 모든 의문점은 마스터가 대답해 줄 것이다.

리시버가 편안하게 앉았는지 확인하라.

리시버와 접촉하는 것은 레이키에서 가장 중요한 것이다. 이것은 리시버를 진정시키는 역할을 할 수 있다.

함께 힐링하기

레이키 과정은 자신뿐만 아니라 다른 학생에게도 레이키를 수행할 좋은 기회가 된다. 이 과정은 당신에게 레이키의 힘을 경험하게 해 주는 실용적인 방법인 동시에, 모든 참여자가 과정을 진행하는 동안 힐링 에너지의 기운을 받을 수 있도록 도와줄 것이다.

레벨 1: 힐링 배우기

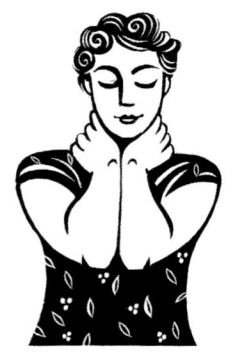

우주의 에너지
레벨 1 어튠먼트를 받았다면 당신 앞에 생명 에너지를 향한 출입구가 활짝 열린 것이다.

레벨 1은 보통 주말에 충분히 배울 수 있다. 학생들은 레이키의 역사와 이론에 대해 배우고 자신과 타인을 힐링하는 데 필요한 기본 기술을 익힌다.

이때 네 번의 어튠먼트를 받는데 이 어튠먼트는 개인과 생명력 에너지를 강력하게 연결시킨다.

어튠먼트를 받는 것은 과정의 핵심 부분이며 학생은 이 힐링 에너지에 접근하고 이를 활용할 수 있게 된다.

어튠먼트

레벨 1의 네 번의 어튠먼트는 생명력 에너지를 불러일으키고 확장시킨다. 이 어튠먼트는 리시버를 통과하는 생명력 에너지의 흐름을 증가시킨다. 네 개의 상위 짜끄라, 즉 정수리 짜끄라(일곱 번째), 제3의 눈 짜끄라(여섯 번째), 목 짜끄라(다섯 번째), 심장 짜끄라(네 번째)에 어튠먼트가 집중된다. 이 어튠먼트는 주로 신체를 열어 주어 학생이 생명력 에너지를 주고받을 수 있도록 하는 역할을 한다.

마스터들은 보통 반나절에 걸친 세션 동안 한 가지 어튠먼트를 주는데 이는 학생들이 배우고 느낀 것을 소화할 수 있는 시간을 주기 위함이다.

수행과 공유

과정 중 일부분은 그룹 내에서의 자기 인식과 공유에 집중된다. 이것은 사람들이 긴장을 풀고 편안함을 느끼는 데 도움이 된다. 학생들은 자신과 타인에게 전신 힐링을 주는 방법을 배우며 올바른 레이키 터치와 핸드 포지션을 행할 기회를 갖게 될 것이다. 마스터는 레이키를 줄 때의 에티켓을 설명하고 학생이 힐링에 대한 책임감을 갖도록 도울 것이다. (92~143페이지의 "힐링 하기" 참조.)

변화와 효과

교육 과정에는 당신이나 타인이 어튠먼트 후 경험할 수 있는 변화에 대한 설명이 포함되어야 한다. 마스터들은 대부분 어튠먼트 후 첫 21일간이 중요하다고 생각한다. 이때 당신의 인생에는 큰 변화가 일어날 것이다. 어떤 사람은 감기와 같은 신체적 증상을 경험하기도 하는데 이것은 힐링이나 정화 과정을 의미하는 것으로 생각된다. 당신은 이 시기 동안 자신을 해독하거나 행동을 자제할 수 있다.

어튠먼트 후 힐링을 할 때 자신의 손에서 열이 발산되는 것을 느끼는 사람이 많다. 때로는 따끔거림이나 떨림을 느끼기도 한다. 이 모든 증상은 힐링 에너지가 흐르고 있다는 신호이다.

에너지의 변화

어튠먼트 후에는 당신이 내보내는 에너지의 힘과 흐름에 마법 같은 변화를 느끼기 시작할 것이다.

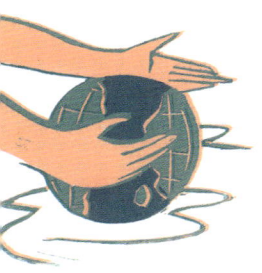

무한한 에너지
레이키와 함께라면 당신은
세계 어느 곳에도 힐링과
사랑의 에너지를 보낼 수 있다.

레벨 2 수업

레벨 2 레이키의 본질은 원격 힐링이다. 다시 말해, 당신은 앞에 있지 않은 사람이나 사물에 레이키를 보낼 수 있게 된다. 이렇게 하려면 상당한 집중력이 필요하다. 레이키 힐러가 되려는 사람도 레벨 2 레이키를 꼭 배워야 한다(196~199페이지 참조). 보통은 몇 달간 레벨 1을 습득하고 수행한 후에 레벨 2를 시작할 것을 권장한다.

당신의 손을 통해
나오는 에너지를
느끼는 것에 집중하라.

원격 힐링
당신은 당신과 가까운 사람이
어느 곳에 있든지 그 사람에게 레이키를
보내는 방법을 배울 것이다.

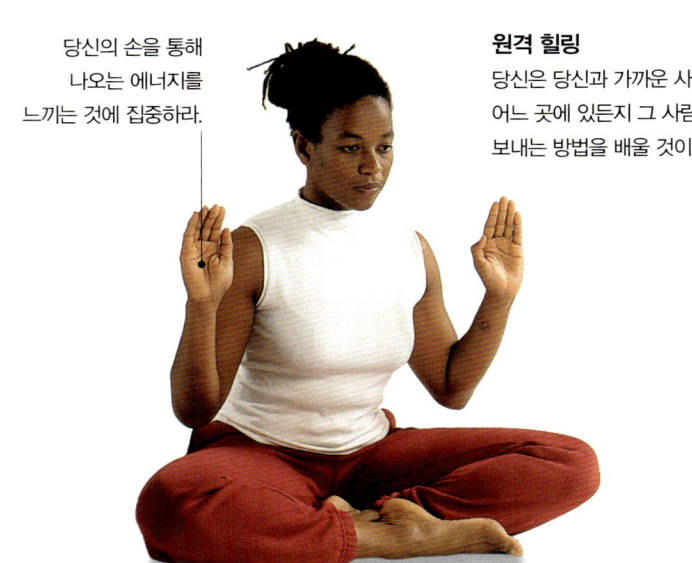

사랑하는 사람의 사진을
들고 있으면 그 사람과
더 가까이 있는 듯한 느낌이 든다.

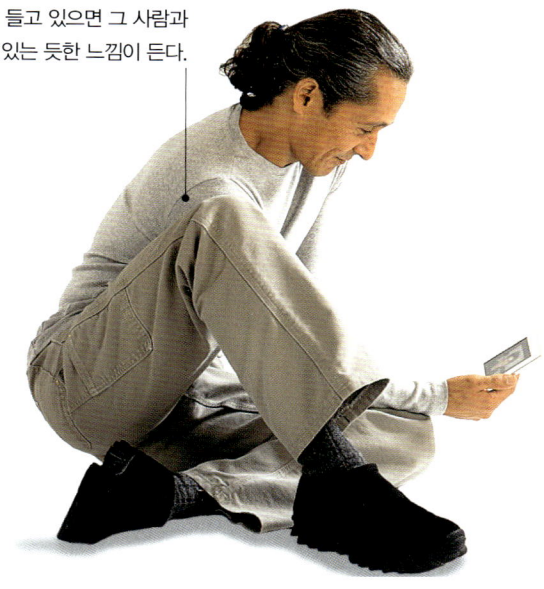

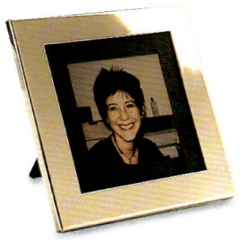

함께 있고 싶은 사람

당신이 마음을 쓰는 누군가가 곁에 없다면 원격 레이키를 보내면서 그 사람의 사진을 바라보아라. 이것은 더욱 심오한 경험을 하는 데 도움이 된다.

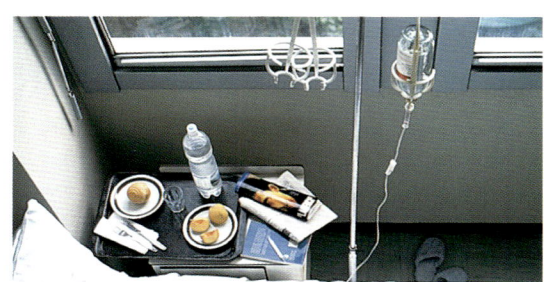

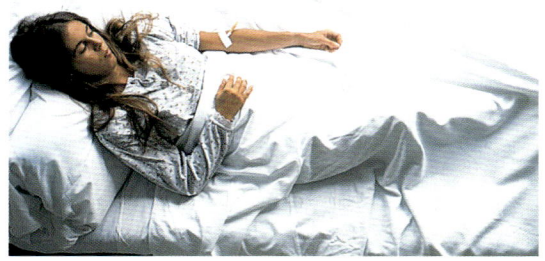

수십 킬로미터를 건너온 사랑

힐러가 아무리 멀리 떨어져 있다 하더라도 당신이 필요할 때에는 언제라도 레이키 힐링을 받을 수 있다.

레벨 2: 더 깊은 힐링

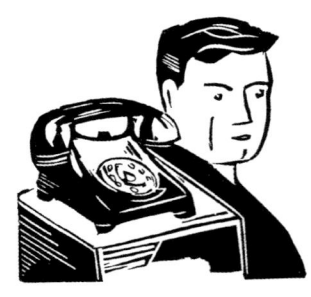

함께 하기
원격 힐링을 배우는 것은 세계 어느 곳에 있든지 사랑하는 사람을 도울 수 있는 전용선을 갖게 된다는 의미이다.

레벨 2 레이키는 1단계와 마찬가지로 보통 이틀 과정으로 배우게 되는데 교습은 보통 구두로 이루어진다. 레벨 2에서는 세 개의 레이키 상징을 소개하고 이것을 힐링에 사용하는 방법을 설명한다.

마스터가 각 학생에게 주는 어튠먼트는 네 번이다. 이 어튠먼트는 당신이 상징의 힘과 의미에 접근할 수 있도록 해 주며 레이키 힐링의 강도를 높이는 데 도움이 된다.

신성한 상징

레이키 상징은 신성한 것이므로 항상 은밀하게 숨어 있다. 이 상징은 레벨 2 레이키를 습득하고 개인적으로 어튠먼트를 받아 권한을 얻은 사람들에게만 나타난다.

레벨 2 접근하기

이 과정에서는 자기 인식을 연습하고 경험과 인생 사는 이야기를 공유하는 것이 중요하다. 레벨 1에서 레벨 2로 발전하고 싶은 이유에 대해 이야기하는 것은 이 과정의 중요한 부분이다. 레이키 마스터와 힐러는 보통 학생이 충분히 조화를 이루고 1단계를 설명할 수 있게 되면 2단계를 위한 어튠먼트를 시작할 준비가 된 것이라고 말한다.

레벨 1은 물리적, 에너지적 신체에 작용하는 반면, 레벨 2는 정신적, 정서적 수준에 초점을 맞춘다. 당신은 사람들이 자신만의 방식으로 힐링할 수 있도록 하는 기술과, 레이키를 받을 때 발생할 수 있는 정서적 발산을 다룰 수 있는 기술을 배운다. 당신은 또한 그룹 힐링과 원격 힐링을 위한 기술도 배울 것이다. 이 기술을 통해 당신은 앞에 있지 않은 사람이나 건물, 장소뿐만 아니라 특정 상황이나 여정, 관계와 같이 눈에 보이지 않는 인생의 측면에도 힐링을 보낼 수 있게 된다(182~185페이지 참조).

사례

38세의 얀은 레벨 2 레이키를 습득하자마자 회사의 해외 지점으로 발령을 받았다.

얀은 가족들에게 어려운 일이 생기거나 자신의 도움이 필요할 때 원격 힐링을 하게 되었다. 낯선 경험이었지만 이를 통해 이겨 낼 수 없을 것 같았던 문제에 대처할 수 있게 되었다. 그는 가족들을 걱정하는 대신 가족들에게 레이키를 보내는 데 집중했다. 목적의식을 잃었던 어린 친척이 기운을 얻게 되거나 시누이와 갈등을 겪은 사촌이 갑자기 전화를 걸어 시누이의 안부를 묻게 된 것이 단순히 우연일까? 얀은 이러한 변화가 모두 긍정적인 레이키 에너지 덕택이라고 믿는다.

신성한 방법

좋은 스승은 정직하고 자신감이 있는 학생에게 방향을 제시하고 그 길을 안내하는 것에 행복을 느낄 것이다.

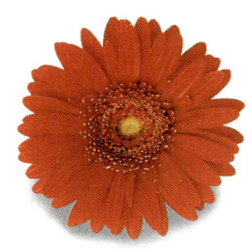

더 깊은 감수성
레이키 단계가 높아질수록 우리는 주변 세계와 더욱 조화를 이루게 된다.

레벨 3 수업

레벨 3 레이키는 레이키를 인생의 일부로 여기고 레이키 힐링을 주고받는 데 자신을 헌신하고자 하는 사람을 위한 것이다. 많은 마스터가 레벨 3 레이키를 받으려면 사명감이 강해야 한다고 말한다. 그만큼 레벨 3 레이키에는 영적 발전을 위한 헌신이 수반되며 우주 에너지에 대한 깊은 신뢰가 필요하기 때문이다. 이 단계에 행하는 어튠먼트는 한 번밖에 없는데 마스터와 학생 간의 의식적인 일대일 공유를 통해서만 이 어튠먼트를 받을 수 있다.

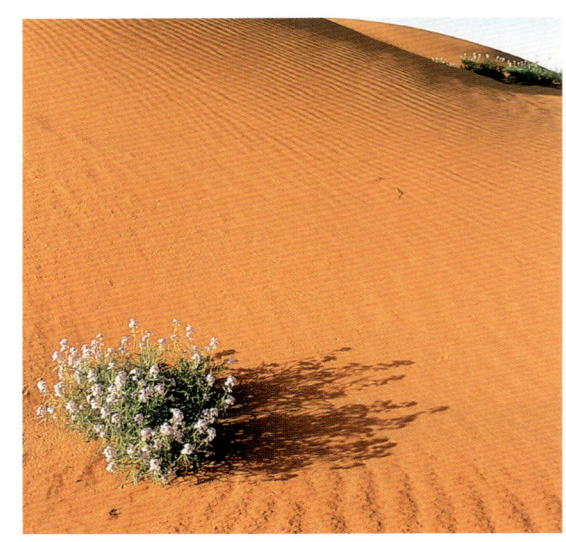

사막에 핀 꽃 한 송이
조건만 제대로 갖추어진다면 메마른 땅에도 초목이 무성하게 자라고 꽃이 피게 될 것이다. 레이키가 당신을 고쳐시킬 것이다.

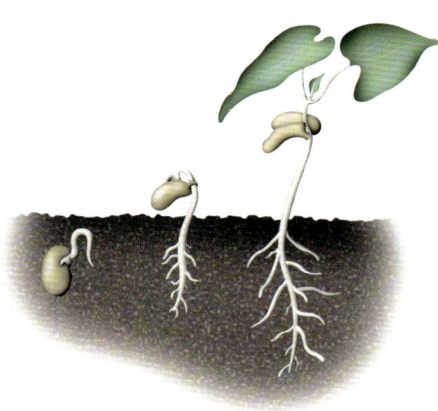

묘목을 시작으로
레이키에 대한 우리의 이해는
차츰 성장하여 삶을 위한
단단한 기초로 원숙해진다.

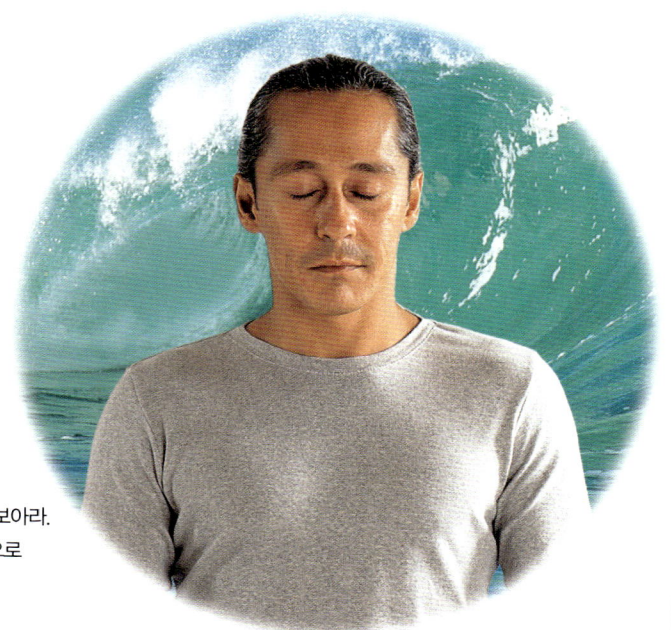

당신과 우주
지구와 우주와 당신이
연결되어 있음을 느껴 보아라.
이러한 느낌을 마음속으로
반복해서 확인하라.

레벨 3: 마스터십

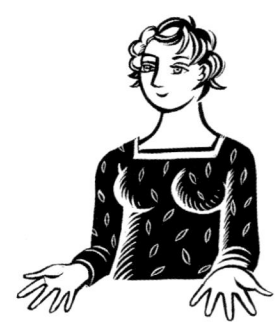

최고 단계의 레이키
레이키 마스터가 되는 것은 많은 사람이 가장 심오하고 중요한 삶의 목표로 삼고 있는 것이다.

레벨 3은 마스터가 되는 첫 번째 단계이며 4단계가 그 마지막 단계이다. 원래 레이키에는 세 단계밖에 없었고 여전히 많은 마스터가 이 체제를 따르고 있지만, 일부 마스터들은 학생들의 능력을 끌어올리기 위해 이 단계를 둘로 나누는 것이 좋다고 생각한다. 레벨 3은 개인의 영적 발전에 집중적으로 사용하는 반면, 레벨 4는 레이키 레벨을 통해 다른 사람들을 가르치고 돕는 방법을 가르치는 데 집중한다. 어떤 사람은 레벨 3을 습득했지만 가르치는 단계로는 진전하길 꺼리는 반면, 또 어떤 사람은 다른 사람들을 입문시키고 가르치는 것에 사명감을 느끼기도 한다.

교육

레이키 마스터가 되려면 영적 성장에 집중할 필요가 있으므로 이 과정은 보통 일대일로 배우게 될 것이다. 다시 말해 당신이 원하는 대로 마스터가 과정을 맞추어 줄 수 있다는 것이다.

　레이키 마스터가 되려면 보통 마스터와 가까운 관계를 형성하고 몇 달 혹은 몇 년간 마스터와 함께 수행해야 한다. 이 단계에 필요한 수행 기간은 길기 때문에 보통 학생의 경제적, 영적, 감정적 헌신이 더 많이 요구된다(46~47페이지 참조).

교습하는 레이키 마스터가 다른 마스터를 가르칠 수도 있지만, 그전에 최소 3년간은 수행한 마스터에게 배우는 것이 좋다. 이 지침을 따르지 않는 일부 마스터들은 학생에게 레이키를 거의 제공하지 못한다.

어튠먼트

레벨 3의 어튠먼트는 한 번 하는데, 이것은 영적이고 가장 심오한 부분을 여는 데 작용한다. 이 어튠먼트는 자아(ego)와 자기(self)로부터 우주의 생명력 에너지와 하나임을 느낌으로의 변화를 나타낸다.

보통 하루 혹은 이틀 과정 동안 어튠먼트를 받는데, 여기에는 학생의 과거 레이키 경험을 확인하고 이 높은 단계의 레이키를 받고자 하는 이유에 대해 이야기하는 과정이 포함된다. 명상과 호흡 방법에 대해서도 배울 수 있다.

교습하는 레이키 마스터는 네 번째 신성한 상징과 이 상징에 늘 따라다니는 만뜨라를 이용해 어튠먼트를 준다. 어튠먼트는 보통 학생과 마스터 모두에게 특별하며 신성한 장소에서 개인적인 의식을 통해 이루어진다.

변화의 느낌

"어튠먼트는 신체를 통과하는 에너지 볼트와 같았다. 내 존재의 모든 곳에서 깊은 무언가를 느꼈다." – 레이키 마스터

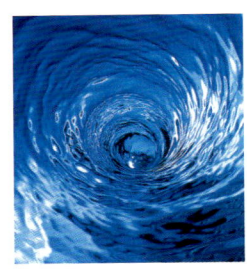

미래를 향해
레벨 4를 배우는 사람들은
자신이라는 존재의 가장 핵심을 향한
여정을 준비한다.

레벨 4

레이키에서 배울 수 있는 가장 높은 단계는 마스터 교습 단계인 레벨 4이다. 이 단계는 레벨 3에서 시작한 마스터십 과정의 연속이며, 당신이 타인을 가르치고 모든 단계의 어튜먼트를 줄 수 있도록 가르친다. 레이키 마스터십은 한 주말 동안 얻을 수 있는 것이 아니다. 이것은 수개월, 심지어는 수년이 걸릴 수도 있으며 마스터와의 가깝고 신뢰감 있는 관계가 필요하다. 레이키 마스터가 되는 것은 끊임없는 과정이며, 레벨 4를 완료한 사람은 종종 자기실현을 위한 여정의 초보자로 생각할 수 있다.

레이키 마스터
안젤라 로버트쇼(Angela Robertshaw)는
몇 년간 마스터로 있었다.
그녀는 자신이 힐링한 많은 사람에게서
깊은 충만감을 끌어내며 레이키가
자신과 이 세상과의 연결을
강화시킨다고 느낀다.

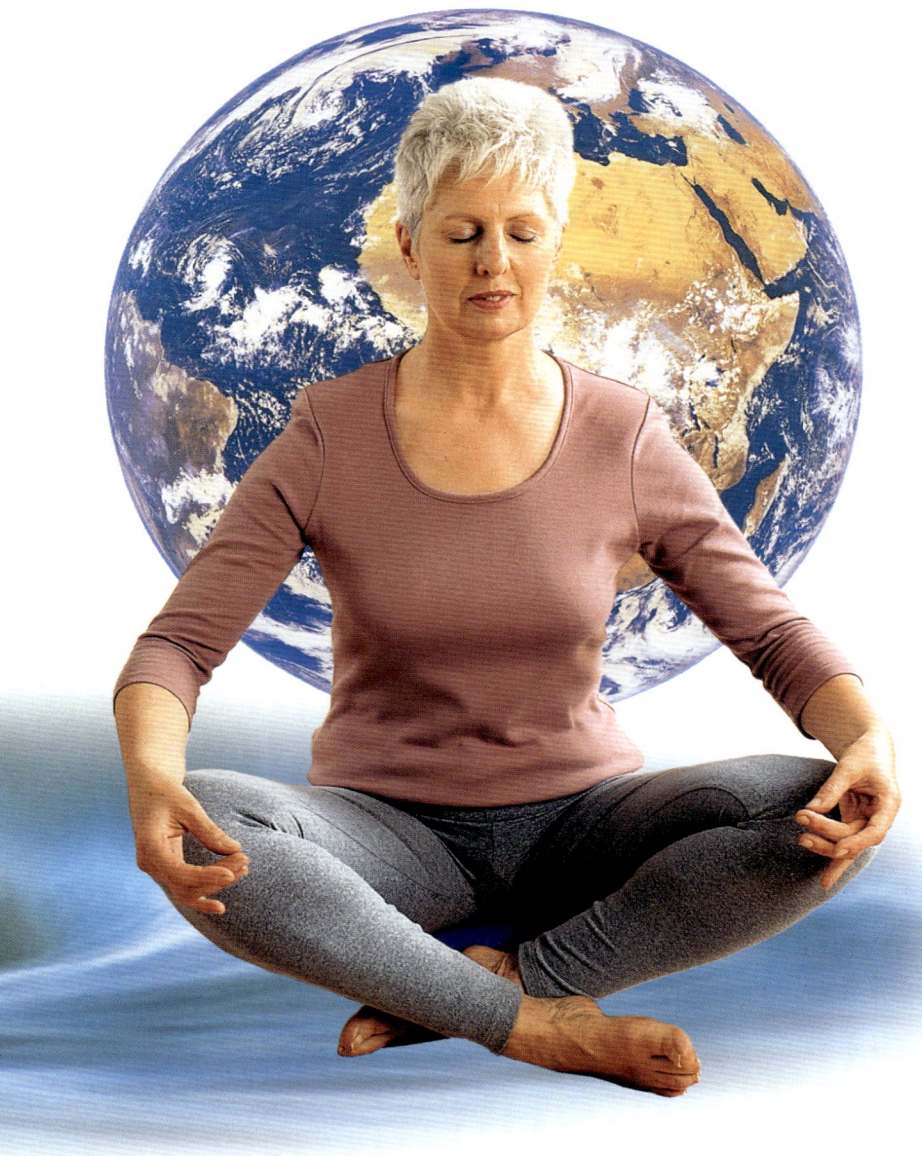

레벨 4: 교습 마스터되기

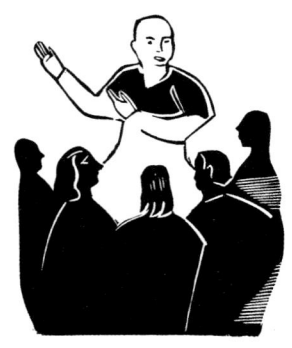

헌신과 감수성
레이키 교습 마스터로서 교육을 하려면 무엇보다 다른 사람의 감정을 파악해야 한다.

레벨 4 레이키의 목적은 교습 마스터를 교육하는 것이다. 레벨 3에서 받는 어튠먼트가 마지막 어튠먼트이므로 레벨 4에서는 다른 레이키 학생을 가르치고 입문시키는 실용적인 기술에 집중한다. 학생은 마스터 상징을 습득하고 다른 사람을 어튠하기 위해 이 상징을 사용하는 법을 배운다.

레이키 마스터에게 레이키는 삶의 중심이 되었다. 다른 사람을 가르치려면 책임감과 겸손함이 필요하며 레이키와 학생을 확고히 존중해야 한다. 교습 마스터로서 당신은 레이키 전통의 안내자가 되어 당신의 지도가 필요한 사람들에게 도움을 줘야 한다. 이를 위해서는 상당한 시간과 헌신이 필요할 것이다.

트레이닝

레벨 3과 마찬가지로 레벨 4 레이키도 개별적으로 가르친다. 당신은 레이키 마스터의 레벨 1~3 레이키 교육 과정을 돕고 어튠먼트를 주고 공유 그룹을 정하는 것을 도우면서 그와 함께 계속 레벨 4를 진행하고 싶을 것이다.

당신의 마스터는 레이키 과정 중에 비공식적으로 당신을 교육할 수도 있고 따로

날을 정해 수업의 구조와 학생을 지원하는 방법, 어튠먼트를 시행하는 방법 등을 설명해 줄 수도 있다. 당신이 선천적으로 가르치는 데 소질이 있을 수도 있지만, 공식적인 자격 몇 가지를 갖춰야 하는 것도 중요하다.

당신이 혼자 교습하는 시기는 당신과 당신의 마스터가 결정한다. 혼자 가르쳐도 좋다고 마스터가 승인하기 전까지는 보통 마스터의 지도와 감독 하에 1단계와 2단계 과정을 구성하여 가르치게 될 것이다. 혼자서 가르칠 준비가 되었더라도 마스터와는 지속적인 관계를 유지하는 것이 좋다.

타인에 대한 인식

레이키 마스터는 지도자가 아니며 다른 사람보다 우위에 있지 않다. 마스터십의 특징은 그 완전함과 평등함에 있다. 마스터는 사람의 의식을 변화시킬 책임이 있다. 마스터는 진정으로 헌신해야 하며 항상 자신의 수행에 대한 훈련과 헌신, 겸손함, 직관과 상상력, 영적 아량을 보여 주어야 한다.

마스터십은 겸손함이다

방법이 수월하다고 하여 항상 이해가 빨라지는 것은 아니지만, 이해력이 증가하면 신념도 확고해질 것이다.

힐링하기

레이키 힐링은 받는 것만큼이나 주는 것 역시 큰 기쁨이다. 리시버에게 손을 올려놓으면 손이나 다른 신체 부위에서 강한 에너지 흐름이나 따끔거림, 따뜻함을 느낄 수 있다. 힐링을 주고 나면 차분함과 균형감을 더 많이 느낄 수 있으며 이것은 1시간 반가량, 짧게는 몇 분간 계속될 것이다. 레이키 에너지만의 방법을 이용해 항상 어떤 증상보다는 사람 전체를 힐링한다. 힐링은 손을 대고 할 수도 있고 떼고 할 수도 있다. 리시버는 신발이나 장신구를 제외하고 복장을 그대로 갖추어 입는다.

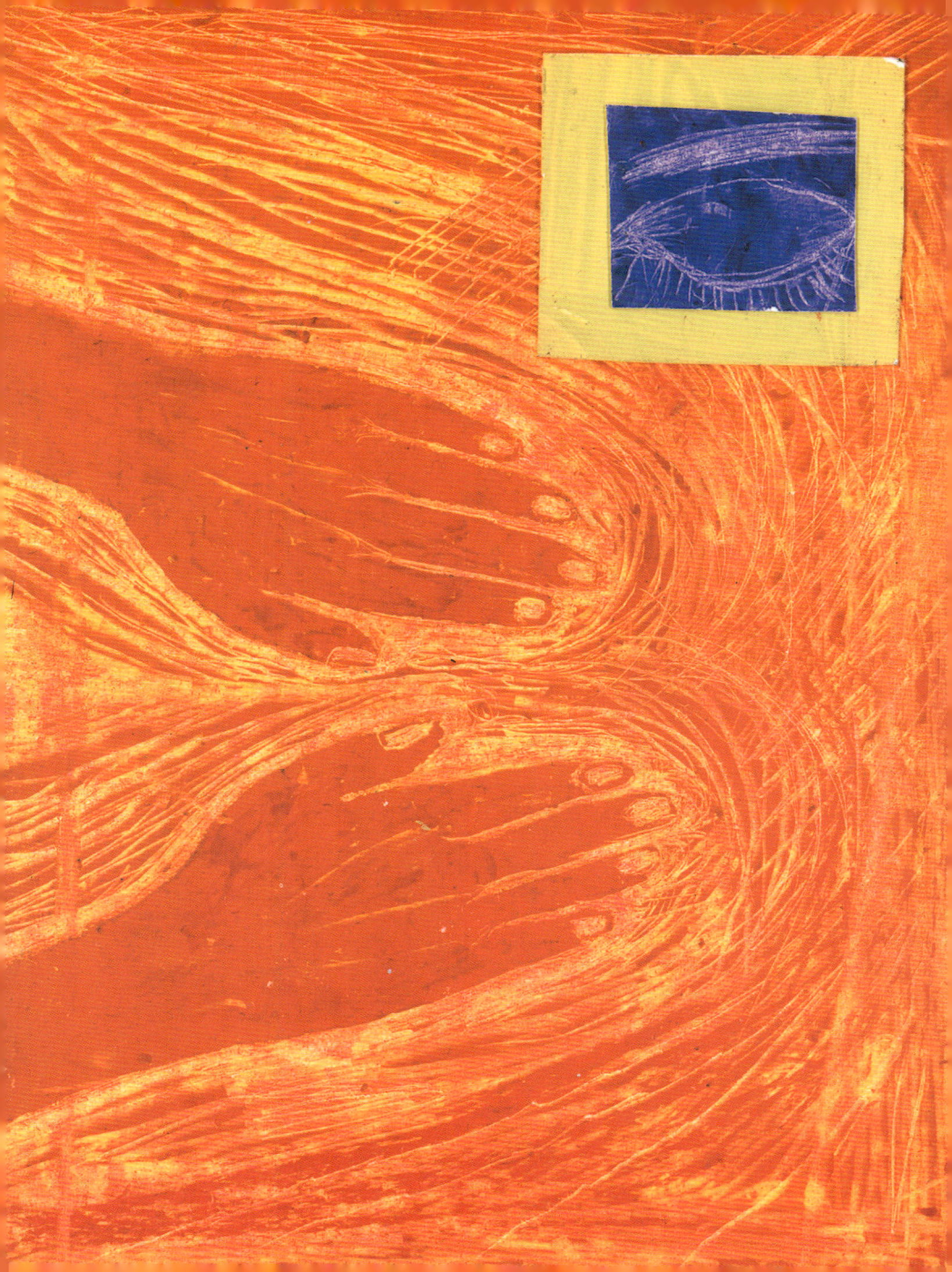

레이키 에티켓

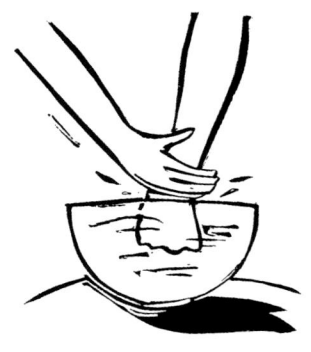

간단한 위생
리시버에게 레이키를 전달하려면
손을 씻고 손톱을 깎은 후
손에서 반지나 기타 장신구를 뺀다.

레이키 힐링을 하는 동안 지켜야 하는 에티켓이 있다. 다음 지침 중 일부는 레이키 전통에 입각한 것이며 나머지는 단순한 예절이다.

의사소통

누구에게도 힐링을 세 번 이상 제안해서는 안 된다. 그때까지 상대가 제안을 받아들이지 않으면 상대를 내버려두어라. 준비가 되면 분명 당신에게 도움을 요청할 것이다. 힐링할 때 손을 대고 할 것인지 떼고 할 것인지를 리시버와 의논하고 약한 부위가 있는지 물어본다.

가능하면 중단하지 않고 힐링을 계속하는 것이 더 좋지만, 리시버가 원하면 언제라도 힐링을 멈출 수 있다는 사실을 설명하라. 힐링을 시작하기 전에 리시버를 만져도 되는지 반드시 물어보라(맞은편 페이지 박스 참조).

위생

손톱을 짧게 깎고 큐티클을 제거해 리시버의 몸에 상처를 내지 않도록 한다. 힐링을 하기 전에는 항상 손을 씻고 손톱이 깨끗한지 점검한다. 긴 머리는 뒤로 묶어 리시버의 얼굴로 흘러내리지 않도록 한다.

힐링 전에는 담배를 피우지 않는다. 머리카락과 옷에 담배 냄새가 배어 들기 때문이다. 힐링하기 24시간 전에는 맵거나 마늘 냄새가 나는 음식은 되도록 먹지 않는다. 양치를 하고 조금이라도 입 냄새가 걱정된다면 구취 제거 스프레이를 사용한다.

조용한 분위기

힐링 세션을 시작하기 전에 방이 깨끗하고 환기가 잘 되는지 확인한다. 필요한 경우 향이나 향초를 피운다. 전화 자동 응답기를 켜 두고 벨 소리 장치를 끈다. 휴대전화 전원을 끄고 리시버의 휴대전화도 끄도록 요청한다.

집에 다른 사람이 있다면 힐링을 하는 방문에 "방해하지 마시오." 표지판을 걸어 두거나 다른 사람이 방에 들어오지 못하도록 주의를 준다.

물 마시기

방에 물 한 병과 유리잔 두 개를 가져다 놓는다. 힐링 전후에 힐러와 리시버 모두 물을 마셔 신체의 독소를 배출한다.

허락 구하기

일부 리시버는 약간 불안해할 수도 있다. 손을 대도 좋다는 허락을 구하는 간단하지만 성실한 요청은 리시버가 긴장을 풀고 힐링을 받는 데 도움이 된다.

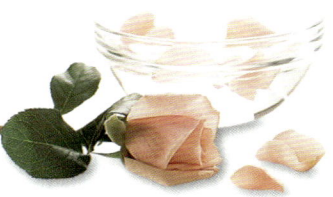

장미향
장미꽃잎을 물이 담긴 그릇에 띄워 놓으면 가장 훌륭한 자연의 향을 낼 수 있다.

좋은 환경

특별히 치장해 놓은 곳에서 힐링을 할 필요는 없다. 그러나 깔끔히 정돈되어 있으며 아름다운 물건들이 놓여 있는 조용한 환경에서 힐링하면 리시버가 보살핌을 받고 영양분을 흡수하는 느낌이 드는 데 도움이 될 것이다.

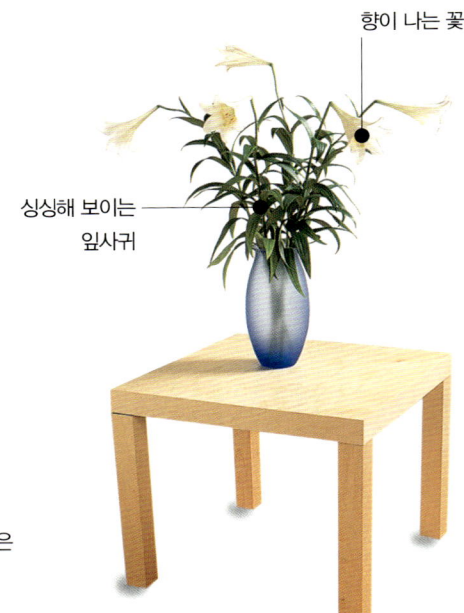

향이 나는 꽃

싱싱해 보이는 잎사귀

살아 있는 세상
식물과 신선한 꽃은 인생에 여유를 가질 수 있는 빠르고 쉬운 방법이며 지루한 공간에 활기를 불어넣어 준다. 그러나 시들어 버린 꽃과 꽃잎은 힐링 분위기에 거의 도움이 되지 않으므로 식물을 잘 돌보아야 하며 시들기 시작한 꽃은 바로 교체해 주어야 한다.

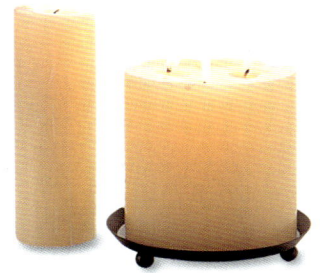

우주의 원소들

어떤 사람들은 자신이 힐링하는 방의 에너지의 균형을 고려해 우주의 모든 원소, 즉 나무, 물, 불(조명), 금속, 공기 등을 방에 두는 것을 좋아한다. 이 모든 원소가 균형을 이루는 방은 조화를 만들어내, 당신이 에너지 흐름에 더 쉽게 연결되도록 도울 수 있다.

초대하는 불꽃

방 주위에 많은 초를 켜 두면 환영하는 분위기를 연출할 수 있으며 양초의 불꽃이 온기를 내뿜으며 초대의 분위기를 자아낼 것이다.

평온한 공간 연출

방에 아기자기한 물건을 한두 가지 두면 관심을 끌 수 있으며 이것을 응시하며 휴식을 취할 수 있다.

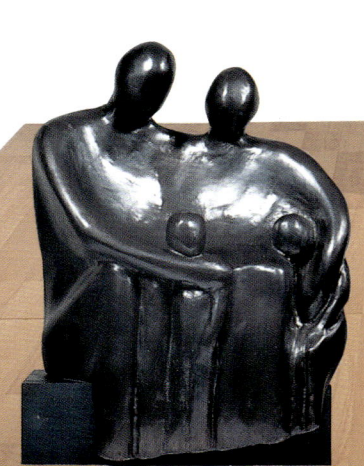

힐링룸

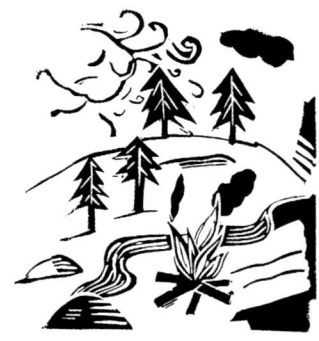

자연의 원소
힐링룸의 분위기가
가장 중요하다. 리시버를 위해
평안한 힐링룸을
만들어야 한다.

레이키 힐링은 편안한 분위기에서 가장 잘 수행할 수 있다. 집에서 힐링한다면 자동차 경적 소리 같은 소음이 들리지 않는 가장 조용한 방을 선택하라. 커튼을 쳐서 소음을 차단하는 것도 좋다. 카펫이나 소파와 같은 부드러운 가구 역시 외부 소음을 흡수해 준다.

좋은 공기에 대해서도 생각해 보라. 공기가 너무 건조하다면 가습기를, 너무 습하다면 제습기를 사용할 수 있다. 혹은 공기를 맑게 하기 위해 이온화 장치를 장만할 수도 있다. 향이나 향초, 아로마테라피 오일 버너는 모두 쾌적한 힐링 분위기를 만드는 데 도움이 된다.

방의 온도도 잊어서는 안 된다. 방은 힐러와 리시버가 모두 편안함을 느낄 정도로 적당히 따뜻해야 한다. 리시버가 오랫동안 가만히 누워 있으면 체온이 떨어질 것이므로 여러 가지 난방 장치를 방에 준비해 두고 필요한 경우 켤 수 있도록 한다.

또한, 방에 조명이 충분한지 확인한다. 형광등보다 전기스탠드가 더 섬세하고 기분 좋은 효과를 낼 수 있다. 색상 선택 역시 중요하다. 골드나 딥 레드와 같은 따뜻한 색상과, 그린이나 크림색과 같은 진정 효과가 있는 색상을 함께 사용하는 것이 가장 좋다.

준비물

레이키를 주거나 받을 때 특별히 준비해야 할 물건은 전혀 없다. 하지만 리시버가 편안한지, 그리고 당신이 힐링하는 동안 몸이 뒤틀리지는 않는지 확인해야 한다. 힐링하는 동안 리시버는 누워 있고 힐러는 상체를 구부리거나 발돋움하지 않는 것이 가장 좋다.

힐러에 맞게 높이를 조절할 수 있는 힐링 의자(마사지 테이블)를 사용하는 것이 좋다. 정식 힐링 테이블 대신 소파나 싱글 소파 겸 침대를 사용할 수도 있고, 바닥에 담요를 접어 깔고 리시버가 그 위에 누울 수도 있다.

오랫동안 서 있기가 힘들다면 미용사들이 가끔 사용하는 것과 같은 이동식 스툴을 구입하라. 앉은 채로 자유롭게 주변을 이동할 수 있을 것이다.

사례

플로리스트인 얀은 7년 동안 친구들에게 레이키 힐링을 해 주었다. 그녀는 침실 중 가장 작은 방을 "레이키룸"으로 지정해 항상 깨끗이 청소하고 포근하게 꾸몄다. 그녀의 집에서 잘 일이 생기면 항상 이 방에서 쉬겠다고 하는 친구도 있다. 이 방이 잠이 가장 잘 오기 때문이다.

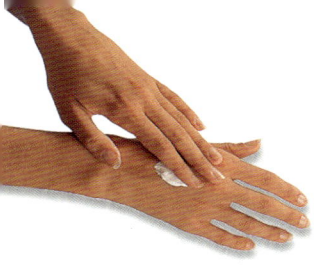

부드러운 터치
핸드크림을 충분히 바른 후
손가락 관절에서 손가락 끝까지
잡아당겨 손가락을 풀어 준다.

집중하기

힐링을 하기 전 몇 분 동안 마음을 안정시키고 집중시켜 당신의 에너지 흐름에 정신을 집중하라. 어깨의 긴장을 완전히 풀고 서 있어라. 상체와 목을 위로 잡아 늘이면서 숨을 들이쉬고 내쉬어 어깨가 떨어지도록 한다. 힐링의 중심이 되는 손에 주의를 기울인다. 이러한 운동과 마사지 기술은 손을 유연하게 하는 데 도움이 될 것이다.

손가락 유연하게 하기
새끼손가락에서부터 엄지손가락에
이르기까지 차례로 손가락을
손바닥 쪽으로 구부린다.
다시 폈다가 구부리기를 반복한다.

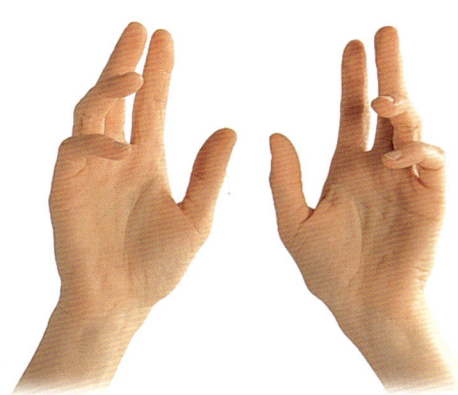

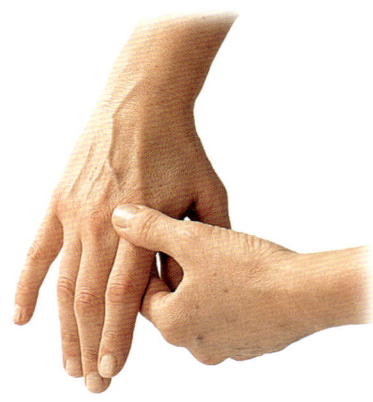

손 풀어 주기
엄지손가락으로 손톱에서
손가락 관절, 손목까지
부드러우면서도 확실하게
원을 그린다.

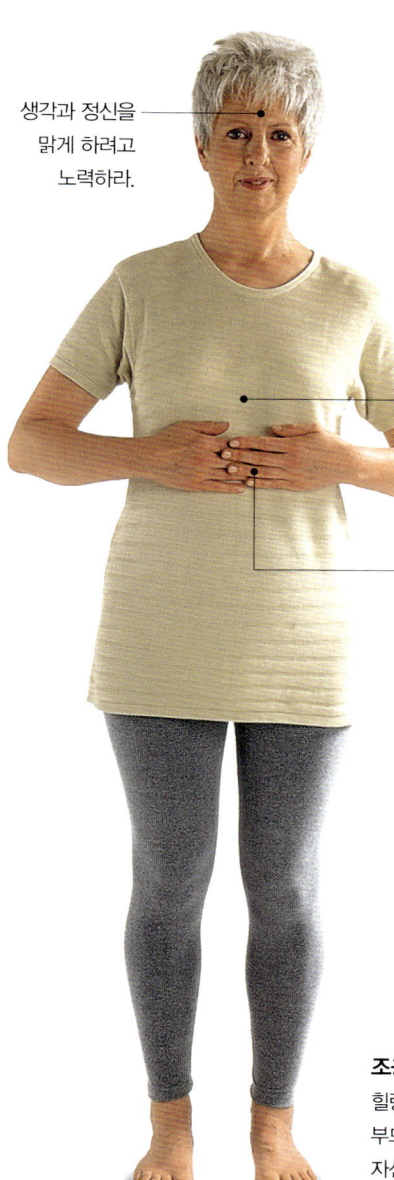

생각과 정신을 맑게 하려고 노력하라.

당신의 마음에 집중하라.

호흡이 느긋해지는 것을 느껴 보아라.

운동 볼
공 두 개를 한 손에 가볍게 잡는다. 손가락을 이용해 엄지손가락으로 공을 밀면서 두 공을 시계 반대방향으로 회전시켜 서로 주변을 돌도록 한다. 몇 분 후 손을 바꾼다. 이 간단한 운동을 통해 손을 좀 더 유연하게 하고 에너지 흐름을 자극할 수 있다. 좀 더 경험이 풍부한 사람이라면 공을 만지지 않고 움직이도록 노력해 보라. 혹은 조용히 공을 시계방향으로 움직여 보아라.

조용한 시간
힐링을 주기 전에 몇 분간 부드럽게 숨을 쉬거나 자신에게 레이키를 주도록 한다.

레이키 터치

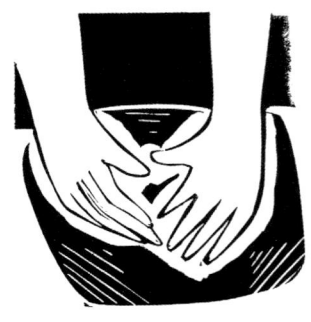

힐링하는 손
힐링하는 손으로 가볍게 터치해 주면 어려운 일을 겪고 있는 사람에게 편안함과 위안을 줄 수 있다.

힐링은 보통 손에서 이루어지므로 레이키 힐러의 터치가 중요하다. 그러나 건드리는 것을 싫어하는 사람이나 너무 약하거나 전염성이 있어 손을 델 수 없는 사람의 경우에는 손을 떼고 힐링하는 방법도 있다.

부끄러워서 먼저 요청하지 못하는 리시버도 있으므로 상대에게 손을 대고 하는 힐링을 좋아하는지 손을 떼고 하는 힐링을 좋아하는지 항상 확인하라. 리시버가 손을 떼고 하는 힐링을 원한다면, 다음 페이지에서 설명하는 포지션을 똑같이 적용하되 손을 리시버의 몸에서 조금 떼어서 실행하라.

부드러운 에너지

손가락과 손목의 긴장을 풀고 손을 맞잡아라. 부드럽고 길게 호흡하라. 긴장을 푼다면 에너지가 신체를 통해 더욱 쉽게 흐를 것이다.

겁 내지 말고 리시버에게 부드럽게 손을 갖다 대어라. 손으로 세게 압력을 가하거나 머뭇거리다가 힐링을 망치지 않도록 주의하라. 손을 신체 위에 부드럽게 올려놓는다.

레이키에 필요한 터치는 마사지할 때의 터치나 수기(手技)법의 터치와는 매우 다르다. 후자의 터치가 레이키보다 훨씬 더 단호하다. 이러한 형태의 힐링과 달리, 레이키는 신체적 반응을 불러일으키려 하지 않는다.

힐러로서 당신의 터치를 리시버에 대한 경의의 표시로 생각하고 힐링 에너지가 전달될 수 있도록 이 터치에 집중하는 것이 중요하다. 주의가 흐트러지면 다시 손에 정신을 집중한다.

처음에는 손을 머리에 바로 갖다 대는 것보다 머리카락이 난 선을 따라 부드럽게 손을 움직이는 것이 좋다. 이것은 리시버와 당신을 처음으로 연결하는 것으로 부드럽게 신체를 접촉하는 중요한 방법이다.

터치의 중요성

우리 모두 세심하고 성적이지 않으며 공격적이지 않은 신체 접촉이 필요하다. 많은 사람이 레이키가 가져다주는 터치와 편안함, 안도감에 굶주려 있다. 고민거리가 있거나 고통받고 있는 사람을 보면 본능적으로 만져 주게 된다.

부모들은 본능적으로 아픈 아이의 머리에 손을 얹거나 우는 아이를 꼭 안아 준다. 아픈 신체 부위를 문지르거나 괴로워하는 사람의 손을 잡아 줌으로써 무의식적으로 그 사람의 인생을 어루만지게 된다. 레이키는 사랑의 터치를 더욱 집중적으로 확장시킨 행위이다.

자신에 대한 보살핌

힐링이 항상 치료를 의미하는 것은 아니다. 레이키는 전반적인 영혼을 회복시키는 것에 관여하며 리시버는 이를 통해 치유되기 시작한다.

스물일곱 가지 레이키 핸드 포지션

전체 레이키 힐링은 이 페이지부터 127페이지까지 설명할 스물일곱 가지 포지션으로 구성된다. 이 포지션들은 누워 있는 리시버에게 사용하는 것이지만, 대부분 앉아 있는 사람에게도 사용할 수 있다(132~133페이지 참조). 전체 힐링은 허용된 시간과 리시버의 편안함 정도에 따라 1시간에서 1시간 반가량 소요된다. 어린아이의 경우, 가능한 한 힐링을 빨리 끝내는 것이 좋고, 눕는 것보다는 앉아서 힐링을 받는 것이 더 좋다.

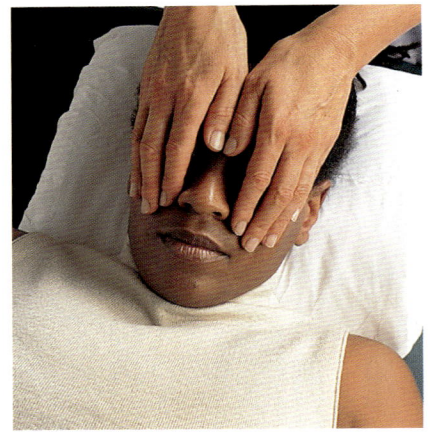

눈
1. 두 손을 리시버의 눈 위에 부드럽게 올려놓고 3~5분간 가만히 둔다.

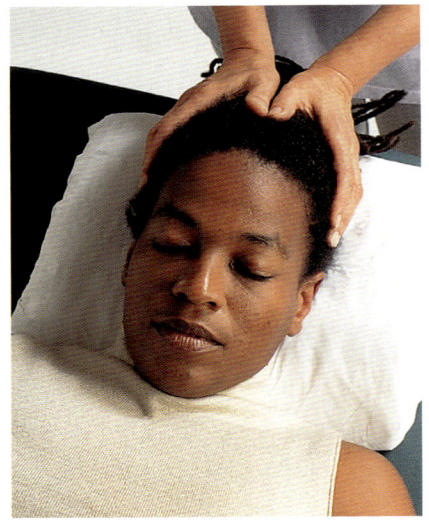

정수리
2. 두 손을 3~5분간 리시버의 정수리 위에 올려놓는다.

힐링 시간

포지션마다 시간을 제안해 두었으나 리시버의 필요에 따라 시간을 다양하게 할 수 있으며 통증이 있거나 불편한 부위는 더 오래 힐링할 수 있다. 손에 열기나 따끔거림이 느껴진다면 다음 포지션으로 손을 움직여야 할 때가 된 것이다. 힐링이 많이 필요한 곳에서는 열기나 따끔거림이 더 강해질 수 있으며, 리시버가 충분한 에너지를 빨아들이고 나면 느낌이 다시 약해질 것이다.

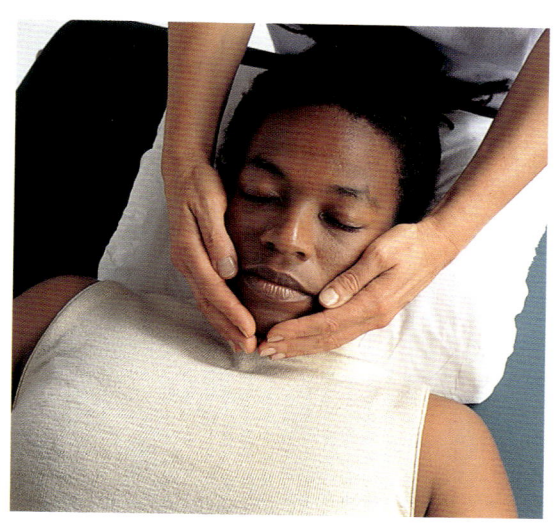

턱선

3. 두 손을 2분간 리시버의 턱선에 올려놓는다. 리시버가 치아에 문제가 있어 통증을 호소할 때에는 더 오래 힐링할 수 있다.

뒷머리

4. 두 손을 오므려 리시버의 머리 뒷부분에 놓고 3~5분간 이 자세를 유지한다.

105

1~4번 핸드 포지션의 중요성

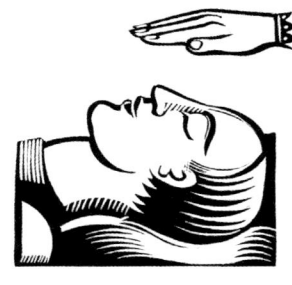

확신과 부드러움
많은 사람이 이곳을 힐링할 때
얼굴을 보호하기 위해 손을 떼고 하는
것을 더 좋아할 것이다.

보통 머리와 얼굴부터 힐링을 시작한다. 이 두 곳은 신체적, 감정적으로 매우 민감한 곳이기 때문에 레이키에 있어 특히 중요한 신체 부위이다. 또한, 뇌, 정신 에너지와 강하게 연결된 곳이기도 하다. 예를 들어 눈 부위는 의지와 통찰력의 근원이다. 이곳은 다른 어느 부위보다 더 부드럽게 터치해야 한다.

1 눈 위

이곳은 일곱 개 주요 짜끄라(18~19페이지 참조) 중 한 곳인 제3의 눈 짜끄라이다. 이곳은 신체 기능 대부분과 관련이 있는 뇌하수체와 연결된다. 이 포지션은 공동(空洞) 문제나 감기, 눈 장애, 스트레스를 힐링하기 위해 사용할 수 있다.

이 부위는 직관의 중심이며 우리가 세계를 바라보는 방법을 주관한다. 이곳에서 레이키는 리시버의 내면을 조명하여 리시버에게 명쾌함과 통찰력을 가져다줄 수 있다. 3~5분간 이 부위를 힐링한다.

2 정수리 위

이곳은 정수리 짜끄라로서, 호르몬을 조절하는 뇌의 송과선(pineal gland)과 관련이 있다. 스트레스와 기억력 문제를 해결하고 뇌 기능을 조절하기 위해 이곳을 힐링할 수 있다.

이곳에서 레이키는 우리가 영적 자아와 마주하도록 해 주며 우리의 영적인 계발을 돕는다. 3~5분간 이 부위를 힐링한다.

3 턱선

턱이 긴장되어 있다는 것은 감정 표현과 의사소통에 문제가 있다는 것을 의미할 수 있다. 표현에 대한 두려움도 이곳에 있을 수 있다. 이곳에서의 레이키는 의사소통을 수월하게 할 수 있는 능력에 도움이 되며 점차 턱선 주변의 감정적 장애물을 무너뜨리고 에너지 채널을 새롭게 해 준다. 약 2분간 이 부위를 힐링한다.

4 뒷머리 아래

이 포지션은 피로와 근심뿐만 아니라 두통, 소화 장애, 눈 문제를 힐링하는 데 유용하다. 생각과 감정이 이 부위에서 함께 만난다. 이곳에서의 레이키는 신체, 정신, 영혼을 통합하는 데 도움을 준다. 3~5분간 이 부위를 힐링한다.

적정한 시간

레이키 에너지는 스스로 적당한 수준을 찾을 것이다. 세션마다 신체의 모든 핸드 포지션을 엄격하게 이행할 필요는 없다.

5~8번 핸드 포지션

포지션마다 권장 시간이 있으나 필요에 따라 시간을 늘리거나 단축할 수 있다. 예를 들어 인후통이나 감기에 걸린 사람은 목 주위를 더 길게 힐링하고 다른 포지션을 더 짧게 힐링할 수 있다. 이때 리시버를 위해 힐링룸이 적당히 따뜻한지 확인하는 것이 좋다.

귀
5 손을 동그랗게 오므려 리시버의 귀 위에 2분간 올려놓는다. 리시버가 특정한 귀 문제나 귀앓이를 호소한다면 이곳을 더 오래 힐링할 수 있다.

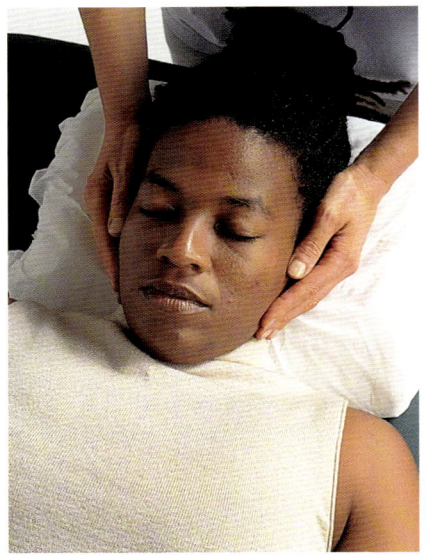

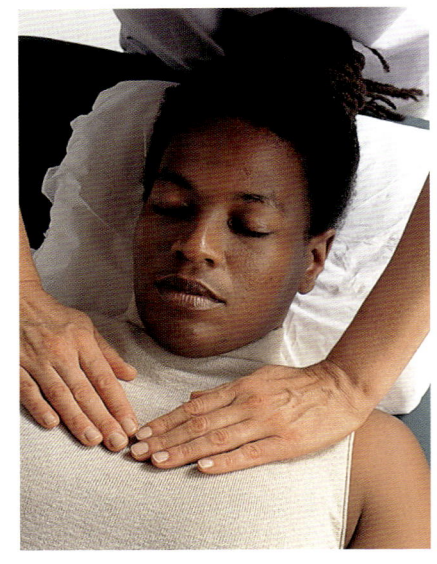

목
6 두 손을 리시버의 목 위에 부드럽게 올려놓는다. 위협감을 느낄 수 있으므로 손이 목에 직접 닿지 않도록 주의한다. 3~5분간 이 자세를 유지한다.

심장
7 두 손을 리시버의 심장 위에 가볍게 올려놓는다. 3~5분간 이 자세를 유지한다.

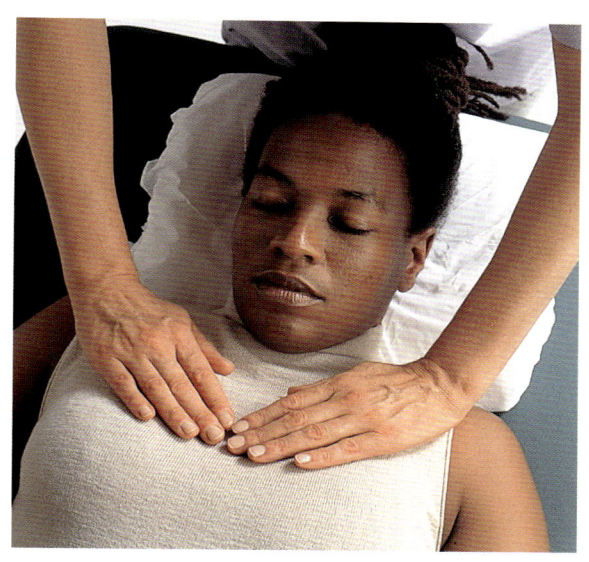

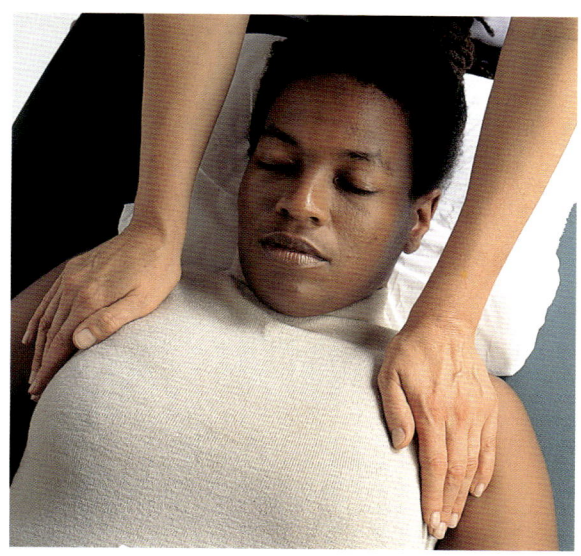

겨드랑이
8 두 손을 리시버의 겨드랑이 위(아래 아님)에 올려놓는다. 이 자세를 2분간 유지한다.

5~8번 핸드 포지션의 중요성

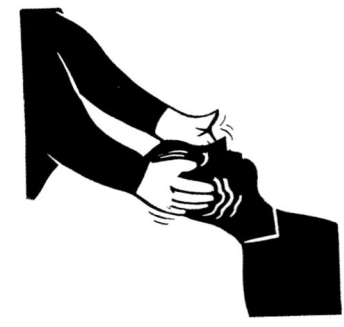

사랑의 의사소통
레이키는 과거의 안 좋은 기억으로 말미암은 신뢰 부족이 만들어 낸 질병을 없앨 수 있다.

이 부위는 첫 네 포지션과 마찬가지로 매우 민감하고 감정적인 신체 부위와 관련이 있다. 이 부위들은 사랑, 의사소통, 표현과 연결된다.

5 귀

귀에 있는 에너지 포인트는 신체의 모든 부위와 연관이 있다. 손을 동그랗게 오므려 귀 위에 대는 단순한 동작은 이명(耳鳴)과 같은 귀 문제를 해결하는 데 도움이 되며, 때로 귀가 멀 수 있는 신경의 손상을 회복시키기도 한다. 이 포지션을 힐링하면 내면에 귀를 기울이게 되어 리시버 내면의 의식을 향상시킬 수 있다. 이곳의 레이키는 리시버 내면의 목소리를 증폭시켜 외부 자극의 영향을 감소시키는 데 도움을 준다. 이 신체 부위를 2분간 힐링한다.

6 목

이곳은 일곱 개 짜끄라 중 다섯 번째 짜끄라이다(18~19페이지 참조). 이 포지션은 갑상선 문제와 고혈압을 힐링하는 데 사용할 수 있다. 목과 턱선은 표현 및 의사소통과 관련한 부위이다. 이 부위를 3~5분간 힐링한다.

7 심장

일곱 개 짜끄라 부위 중 네 번째는 예부터 사랑과 감정의 근원으로 간주되었다. 또한, 이 포지션은 면역계를 관장하며 심장 문제를 힐링하는 데 사용할 수 있다. 심장에 레이키를 보내면 심장을 따뜻하고 부드럽게 하며 마음을 열어 주어 결국 리시버의 자신감과 신뢰감을 향상시킨다. 전체 가슴 부위는 관계, 심장 문제, 호흡, 순환과 관련이 있다. 이 부위를 3~5분간 힐링한다.

8 겨드랑이

리시버의 겨드랑이 아래쪽 부드러운 부분에 손을 올려놓으면 우주생명력 에너지가 리시버의 림프계를 통과하여 활력을 불어넣는 효과가 있다. 심장 부위의 확장으로 간주되는 팔은 위 7번 포지션과 동일한 몇 가지 중요성을 가지고 있다. 이 부위를 약 2분간 힐링한다.

인생 변화시키기

레이키는 의식의 변화를 야기하며 이러한 변화는 평생 지속될 수 있다. 일부 리시버는 자신에 대한 뚜렷한 긍정적인 변화에 대해 이야기한다.

9~13번 핸드 포지션

몸 앞면을 힐링할 때 리시버가 강한 감정을 발산하기도 한다. 이것은 꽤 자연스러운 반응이며 힐링의 일부로 간주해야 한다. 항상 리시버가 자신의 감정을 표현할 수 있도록 해라. 동시에 조용히 리시버의 곁을 지켜 리시버가 다시 평정을 찾을 때까지 리시버를 진정시키고 안심시켜라.

간
9 손을 나란히 하고 손가락을 서로 붙인 채 리시버의 간 부위에 올려놓는다. 이 자세를 3~5분간 유지한다.

비장
10 반대편에 있는 리시버의 비장 부위에 두 손을 올려놓아라. 이 자세를 3~5분간 유지한다.

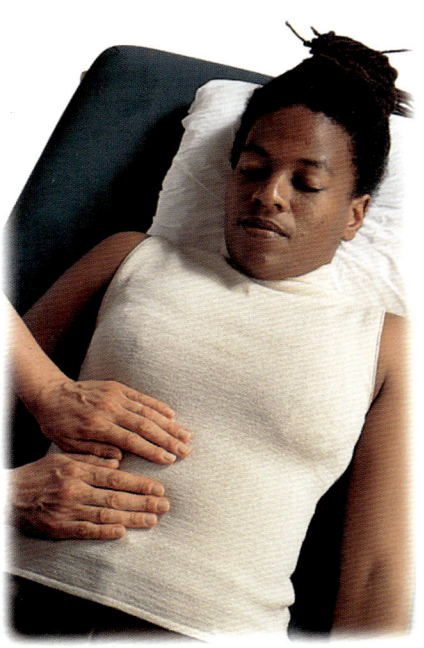
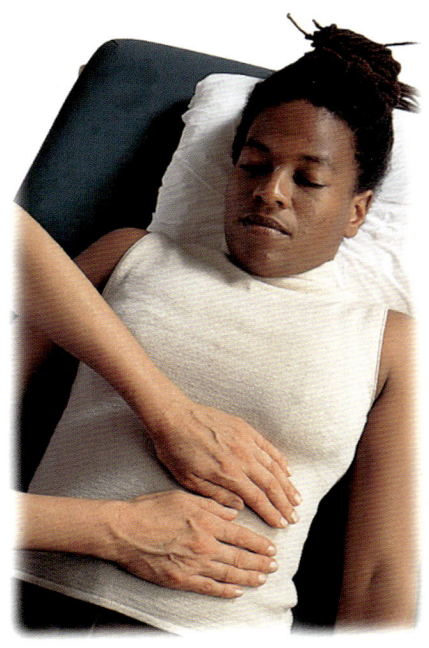

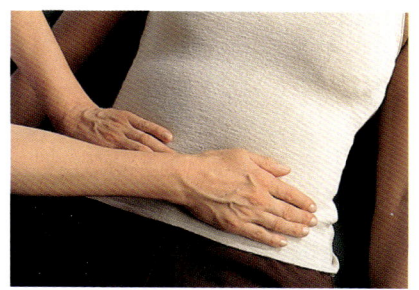

허리

11 사진에서 보는 바와 같이 두 손을 리시버의 허리에 가볍게 올려놓는다. 이 자세를 2분간 유지한다.

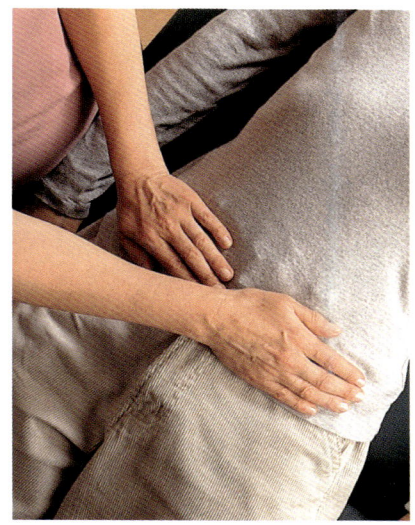

하복부 – 남성

12 두 손을 남성 리시버의 하복부에 올려놓아라. 이때 생식기 부위에 너무 가까지 가지 않도록 주의한다. 3~5분간 이 자세를 유지한다.

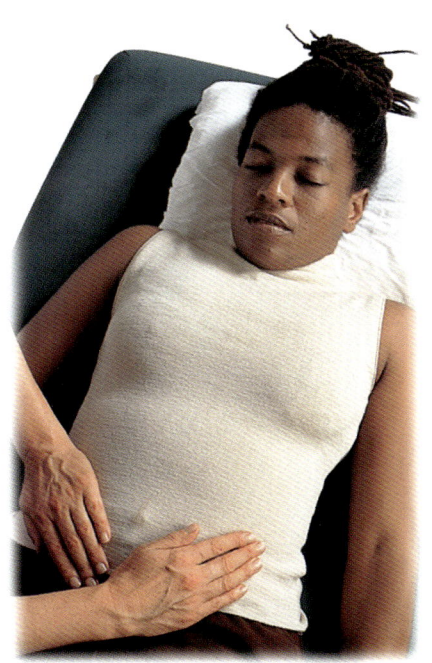

하복부 – 여성

13 두 손을 여성 리시버의 하복부에 올려놓아라. 이때도 역시 생식기 부위에 너무 가까지 가지 않도록 주의한다. 3~5분간 이 자세를 유지한다.

9~13번 핸드 포지션의 중요성

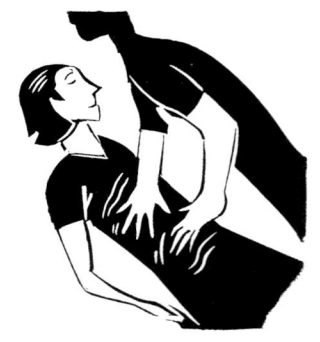

문제 찾기
레이키는 항상 힐링에 알맞은 곳을 찾아간다. 그러므로 문제가 있는 부위를 자동으로 찾아갈 것이다.

이 포지션들은 본능적인 반응, 두려움, 힘, 새 생명의 시작과 관련이 있는 강력한 힐링 부위이다.

9번 간과 10번 비장

간과 비장은 일곱 개 짜끄라 중 세 번째와 관련이 있다(18~19페이지 참조). 이 부위를 힐링하면 에너지가 리시버의 간, 비장, 폐, 위로 빨려 들어간다. 이는 소화 및 배설 과정을 활발하게 하는 데 도움이 된다. 이곳을 힐링하면 리시버의 호흡이 좀 더 열리고 깊어지며 좀 더 편안해지는 것을 느끼게 될 것이다. 동시에 위에서 꾸르륵 소리가 크게 들릴 수도 있다.

이 부위는 태양 신경총 짜끄라와 관련이 있으며 우리가 어떤 상황에 본능적인 반응을 보이게 되는 직관력의 중심이라 할 수 있다. 이러한 반응에는 고통, 두려움, 흥분, 예측, 황홀, 고뇌 등이 있을 수 있다. 이곳은 힘이나 감정 조절과 관련이 있는 부위이다. 이 부위를 각각 3~5분간 힐링한다.

11 허리

허리 역시 태양 신경총 짜끄라와 관련이 있다(위 내용 참조). 이 부위를 2분간 힐링한다.

12 하복부(남성)

이곳은 일곱 개 주요 짜끄라 부위(18~19페이지 참조) 중 두 번째로, 우리의 활력과 관련이 있다. 리시버가 긴장감이나 불편함을 느끼지 않도록 생식기 부위에 너무 가까이 손을 올려놓지 않아야 한다. 이것은 단순한 존중과 예절의 문제이다. 이 부위를 3~5분간 힐링할 수 있다.

13 하복부(여성)

마찬가지로 일곱 개 주요 짜끄라 부위 중 두 번째로 활력과 관련이 있다. 레이키는 물처럼 항상 갈 길을 찾아간다. 생식기 부위에 문제가 있다면 레이키가 이곳을 우선으로 힐링할 것이다. 여기에는 월경 문제, 출산의 어려움, 배뇨관 문제 등이 있을 수 있다. 이 부위를 3~5분간 힐링한다. 단, 손을 올려놓을 곳에 신경 쓰는 것을 잊지 마라.

모든 인간 사랑하기

"완전함을 느끼면 나 자신을 사랑하기가 쉬워진다. 그런 다음에는 모든 인간을 나와 같은 존재로서 사랑할 수 있다." – 레이키 리시버

14~17번 핸드 포지션

가장 깊은 곳에 있는 감정과 긴장 중 일부는 허벅지, 종아리, 무릎에 저장된다. 다리가 몸의 전체 체중을 지탱하고 있다는 사실을 감안하면 이것은 놀라운 일도 아니다. 레이키로 숨어 있는 긴장을 풀어 줌으로써 리시버는 새로운 방향을 향한 첫 발을 내디딜 수 있을 것이다. 리시버는 새로워진 느낌이 들게 되며 종종 이 지구와 더 강하게 연결되어 있다고 느끼게 된다. 다리 앞과 뒤를 모두 힐링해야 한다.

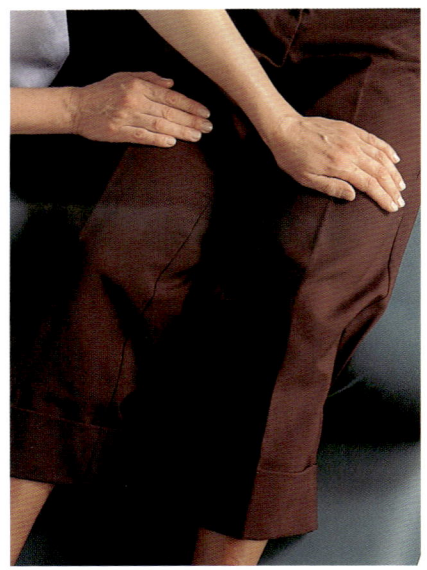

넓적다리
14 사진과 같이 두 손을 리시버의 양쪽 허벅지에 각각 올려놓는다.
이 자세를 약 2분간 유지한다.

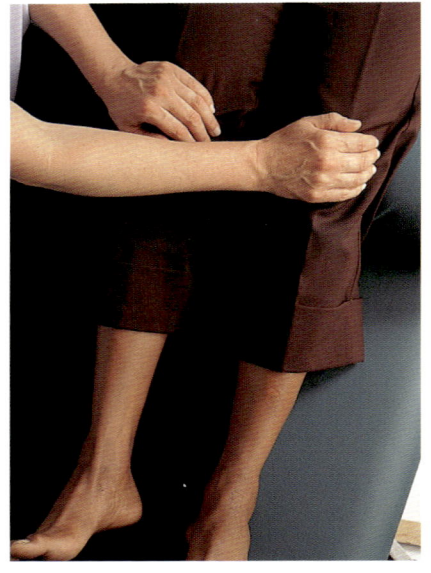

무릎
15 사진과 같이 두 손을 리시버의 양쪽 무릎에 각각 올려놓는다.
이 자세를 3~5분간 유지한다.

종아리

16 사진과 같이 두 손을 리시버의 종아리에 올려놓는다. 이 자세를 약 2분간 유지한다.

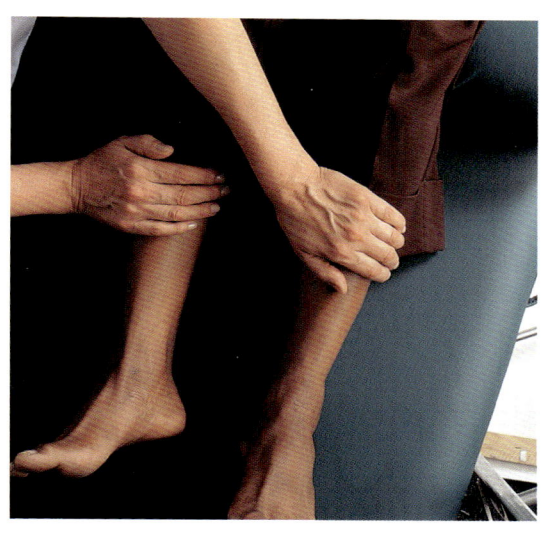

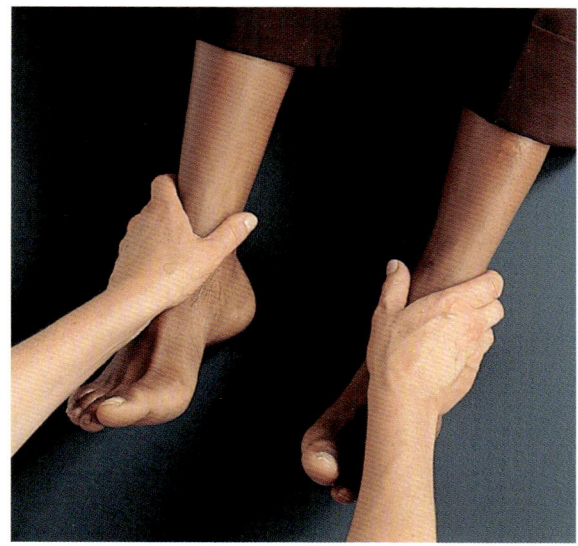

발목

17 사진과 같이 두 손을 리시버의 발목 주변에 3~5분간 올려놓는다.

14~17번 핸드 포지션의 중요성

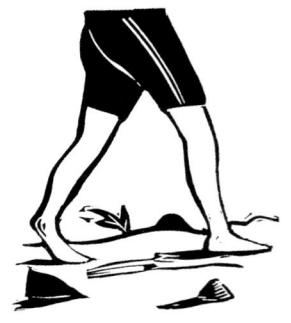

큰 걸음으로 걷기
깊은 곳에 박혀 있는 두려움과 오래된 긴장이 다리에 모여 있는 경우가 종종 있다. 레이키는 이러한 두려움과 긴장을 없앨 수 있다.

이 포지션을 하나씩 힐링하면 활동적인 스포츠 선수들에게 좋다. 또한, 무릎이나 발목에 나쁜 감정이 쌓여 오랫동안 관절통을 겪어 온 노인들에게도 유익하다.

일부 마스터는 교습 프로그램에 다리를 포함시키지 않는다. 하지만 어떤 마스터들은 우리를 전진하게 해 주며 이 지구와 우리 자신을 연결해 주는 수단으로서 다리가 인간 존재의 본질적인 부분이라고 생각한다.

다리와 그 다리가 땅을 딛고 서 있는 곳의 관계는 우리의 뿌리, 중심과 연결되는 중요한 부분이다.

14 넓적다리

이곳은 리시버의 개인적인 힘이 모여 있는 부위이다. 자신의 능력에 대한 믿음을 이곳에서 찾을 수 있으며 때로는 우리 앞에 놓여 있는 과제에 대한 능력 부족에 두려움을 느끼는 곳도 이곳이다. 힘, 자긍심, 자기 신뢰를 회복하기 위해 이 부위를 힐링하는 것이 중요하다. 이곳을 2분간 힐링한다.

15 무릎

이 부위에는 여러 가지 두려움이 축적되어 있을 수 있다. 이러한 두려움에는 육체적인 죽음에 대한 두려움, 예전의 나의 모습이나 자아를 잃게 되는 것에 대한 두려움, 변화에 대한 두려움 등이 있다. 이곳을 힐링하면 리시버는 새로운 도전에 맞서고 심지어 반길 수도 있다. 이 포지션을 3~5분간 힐링한다.

16 종아리

이곳은 목표를 향해 이동할 수 있는 부위이다. 동시에 에너지를 막고 있는 장애물 때문에 행동에 대한 두려움이 나타날 수 있는 곳이기도 하다. 에너지가 막혀 나태해진 사람이라면 이곳을 힐링하는 것이 좋다. 이 포지션을 2분간 힐링한다.

17 발목

발목은 균형을 이루는 수단이므로 힐링해야 할 중요한 신체 부위이다. 이곳을 3~5분간 힐링한다. 리시버의 발목이 불안정하다고 느끼면 더 오래 힐링할 수 있다.

인식의 성장

전진하는 것은 인생 자체를 지지하는 것이며 새로 발전한 인식의 표시이기도 하다. 레이키는 갇혀 있는 사람이 더 자유롭게 느끼도록 도울 수 있다.

18~22번 핸드 포지션

이제 리시버의 등 포지션을 치료할 수 있도록 리시버에게 돌아누으라고 요청한다. 많은 사람이 어깨와 등의 뭉침을 토로하므로 이 부위에 많은 스트레스와 오래된 부정적인 감정이 쌓여 있는 것을 발견하는 것도 그리 놀라운 일이 아니다. 힐러들은 특히 등에 집중해 줄 것을 자주 요청받는다고 말한다.

왼쪽 어깨
18 사진과 같이 한 손은 리시버의 어깨 근육에, 다른 손은 어깨뼈에 올려놓는다. 이 자세를 3~5분간 유지한다.

오른쪽 어깨
19 사진과 같이 한 손은 리시버의 어깨 근육에, 다른 손은 어깨뼈에 올려놓는다. 이 자세를 3~5분간 유지한다.

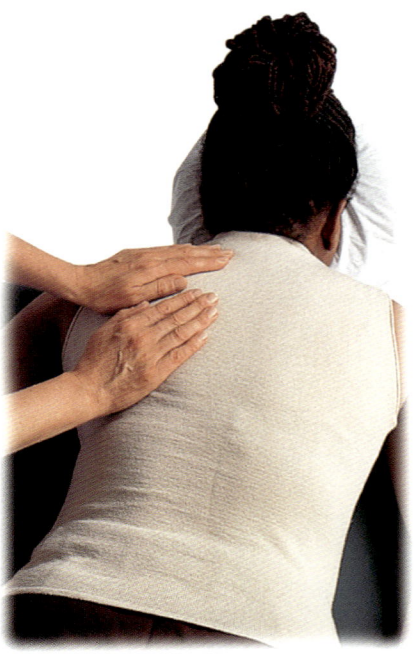
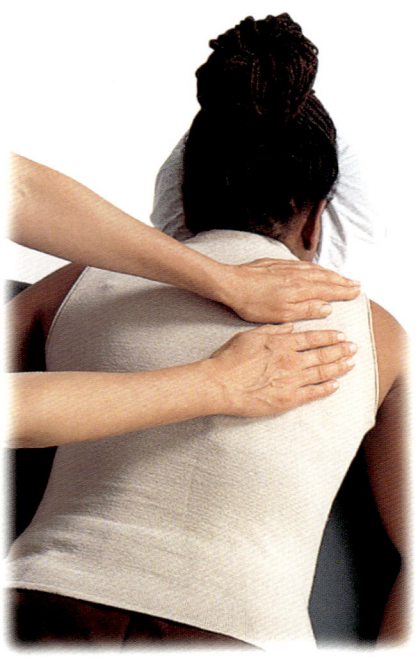

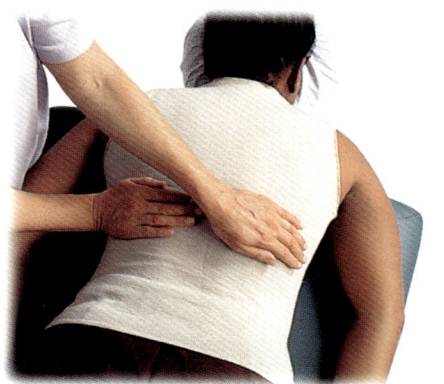

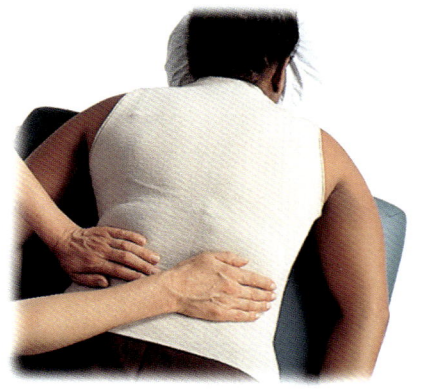

등
20 사진과 같이 두 손을 등 위에 올려놓는다. 이 자세를 3~5분간 유지한다.

등
21 사진과 같이 두 손을 등 아래쪽에 올려놓는다. 이 자세를 3~5분간 유지한다.

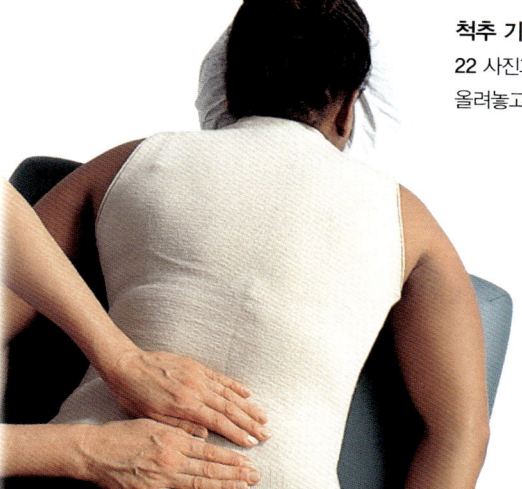

척추 기저부
22 사진과 같이 두 손을 나란히 하여 올려놓고 이 자세를 3~5분간 유지한다.

18~22번 손 자세의 중요성

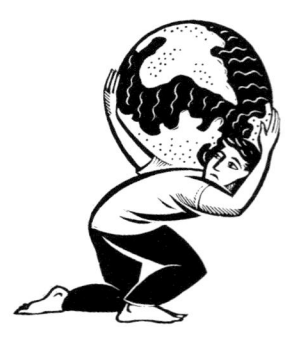

세상의 무게
막힌 정서와 무거운 책임감을
모두 어깨에 짊어지고 있다.

어깨와 등은 분명 우리의 걱정과 책임감, 무의식적인 모든 긴장을 지탱하고 있는 부위임이 확실하다. 보통은 이 부위에 레이키 힐링이 필요할 것이다. 당신은 리시버가 에너지를 받아들이고 에너지 장애물을 제거하며 새로 발견한 생명력 에너지를 흡수하는 것을 도울 수 있다.

에너지 방출
레이키 힐러는 우리가 삶의 짐을 어깨에 짊어지고 있다고 생각한다. 18번 포지션과 19번 포지션을 힐링하는 동안 보통 과거의 기억이 표면으로 떠오른다. 이렇게 오래된 기억은 호흡 패턴뿐만 아니라 울음, 흐느낌에 변화를 가져올 수 있다. 이제 억압되었던 화와 좌절감을 발산하고 방출할 수 있다.

보이지 않는 긴장
등 문제는 오랫동안 휴직의 가장 큰 원인이 되어 왔다. 레이키에서는 우리가 무의식적인 감정과 과도한 긴장을 저장하는 곳이 바로 이곳이라고 믿는다. 상체와 하체의 움직임을 연결하는 것이 특히 중요할 수 있다. 여성들은 긴장을 어깨에 저장하는 경향이 있는 반면, 남성들은 감정을 배에 저장한다. 이것은 종종 등 하부의 문제를 야기한다. 이 포지션들을 3~5분간 힐링할 수 있다.

18 왼쪽 어깨
우리 어머니들의 기대를 짊어지고 있는 부분이 바로 이곳이다.

19 오른쪽 어깨
우리 아버지들의 기대를 짊어지고 있는 부분이 바로 이곳이다.

20/21 등
많은 감정적 짐을 등, 특히 등 하부에 저장한다.

22 척추 기저부
이곳을 힐링하면 에너지가 더 수월하게 척추로 이동하도록 도울 수 있다.

근로자들에게 유익한 힐링

이 핸드 포지션들은 신장 부위를 힐링할 수도 있다. 걱정과 연결되어 있는 신장은 신체에서 가장 힐링하기 힘든 기관이다.

23~27번 핸드 포지션

엎드려 있을 때 더욱 안전하다고 느끼는 것이 당연하다. 그리고 이러한 안전한 상태에서 때로는 마음을 터놓고 가장 깊은 곳의 감정을 끄집어내기도 한다. 이런 상황에서는 평소보다 더 깊은 힐링을 할 수 있으며 평온함과 안락함을 크게 느낄 수 있다. 리시버가 이 힐링에 완전히 편안함을 느끼는 것이 무엇보다 중요하다.

엉덩이
23 사진과 같이 두 손을 엉덩이 측면에 올려놓고 각 측면을 2~3분간 힐링한다.

넓적다리
24 두 손을 각 허벅지 뒤쪽에 올려놓는다. 이 자세를 2분간 유지한다.

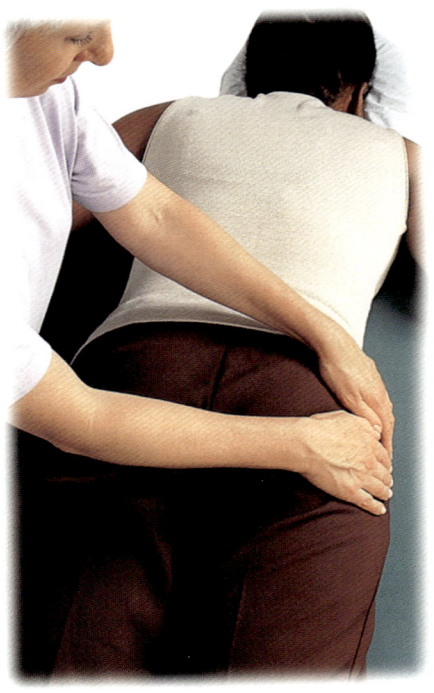
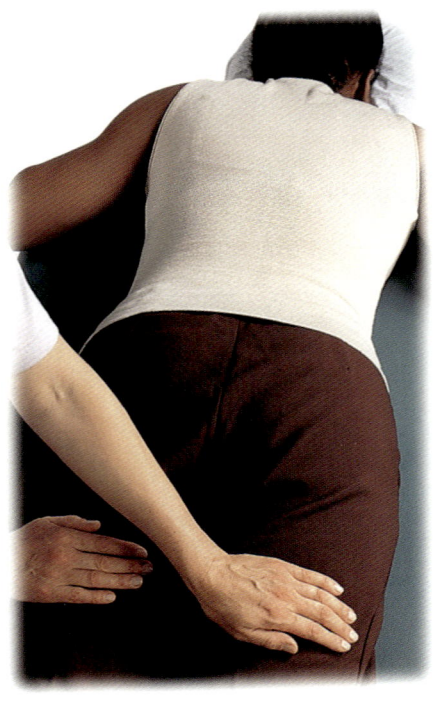

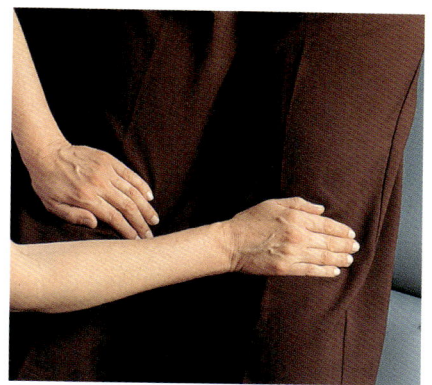

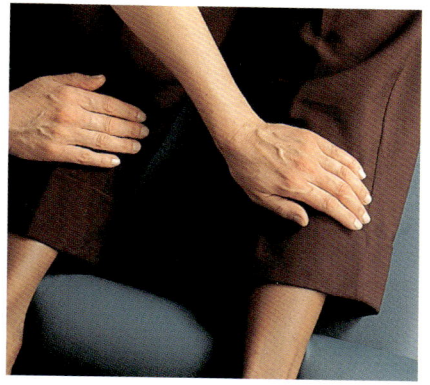

무릎
25 두 손을 무릎 뒤에 올려놓고 3분간 이 자세를 유지한다.

종아리
26 두 손을 각 종아리 위에 올려놓고 2분간 이 자세를 유지한다.

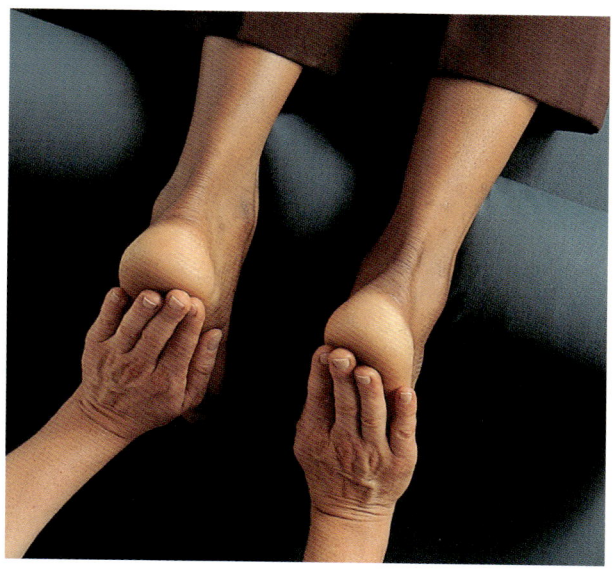

발바닥
27 두 손을 발바닥에 올려놓고 3~5분간 이 자세를 유지한다.

23~27번 레이키 포지션의 중요성

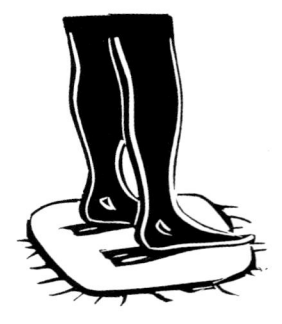

땅에 닿는 느낌
엉덩이, 다리, 발은 말 그대로 우리를 세상과 접촉시킨다. 세상과의 강한 연결을 느끼는 것은 좋은 일이다.

신체적, 감정적, 은유적 의미에서의 전진을 돕는 데 다리의 포지션이 얼마나 중요한지 알고 있을 것이다(116~119페이지 참조). 신체 앞면보다 등을 힐링하면 14~17번 포지션을 힐링하는 동안 자극했던 에너지 흐름을 강화하고 충전할 수 있다. 23~27번 포지션으로는 이러한 힐링을 보충하고 확장하여 리시버가 발전할 수 있도록 돕는다. 이 포지션의 힐링이 끝나면 주의를 환기시키는 과정을 진행할 수 있다.

23 엉덩이
어린아이들은 보통 감정과 소화 문제가 이곳에 축적되어 있다. 성인의 경우 관절염 등이 이곳에 축적된다. 이곳을 2~3분 힐링한다.

24 넓적다리
두려움과 관련한 많은 문제가 이 부위에 포함되어 있다. 이곳을 2분간 힐링한다.

25 무릎
이 복잡한 관절 부위에는 많은 피로가 쌓이며 인생에서 앞으로 나가는 것에 대한 두려움을 상징한다. 이곳을 3분간 힐링한다.

26 종아리
이곳을 2분 이상 힐링하면 리시버가 안정감을 느끼는 데 도움이 된다.

27 발바닥
발에는 신체의 모든 기관과 연결되는 에너지 점이 포함되어 있다고 한다. 이곳을 3~5분간 혹은 그 이상 힐링한다. 이곳을 힐링하면 그 외 모든 신체 부위의 힐링을 강화시키는 데 도움이 된다.

주의 환기
빠른 레이키의 경우 10분 정도, 전체 레이키 힐링의 경우 1시간 반 정도 소요되는 힐링을 완료하고 나면, 천천히 그리고 부드럽게 리시버에게서 손을 떼고 몇 분간 리시버가 마음을 가라앉힐 시간을 준다.

어떤 사람은 졸음이 오기도 하고 또 어떤 사람은 상쾌한 기분을 느끼기도 하며, 자신의 감정이 발산되어 자신과 하나됨을 느끼는 데 얼마간의 시간이 필요한 사람도 있다. 힐링 마지막에 리시버의 주의를 환기시키는 과정을 시행하는 것이 중요하다.

깨달음의 진행
당신이 하는 모든 단계를 통해 깨달음의 시작인 우주생명력 에너지와 더 가까워질 수 있다. 레이키는 당신이 이러한 단계를 밟도록 도와준다.

주의 환기 과정

어떤 사람은 힐링 후 몸의 긴장이 완전히 풀리면서 깊은 휴식을 취한다. 힐링을 마친 후 주의 환기 과정을 거치는 이유는 현실로 돌아와 신체적, 정신적 의식을 완전히 회복해야 하는 리시버를 집중시키고 안정시키기 위해서이다. 한쪽 다리나 팔에 이 과정을 시행하고 난 후 나머지 다리나 팔에도 반복한다.

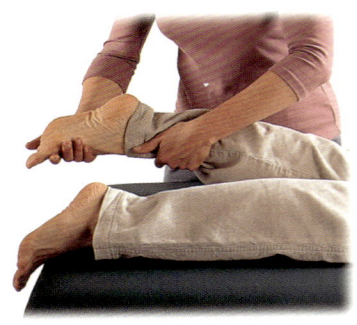

1 다리 하단을 부드럽게 들어 올린다. 발목을 잡지 말고 한 손으로 부드럽게 다리를 떠받친다. 다리를 너무 높이 들지 않는다(등 문제가 있는 경우). 다른 손으로 발아래를 잡고 돌린다.

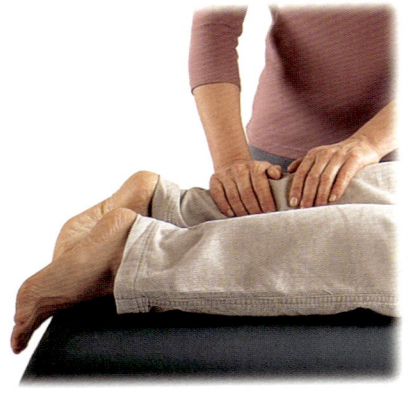

2 다리를 제자리에 내려놓는다. 두 손을 리시버의 몸쪽을 향해 리드미컬하게 움직이면서 다리를 부드럽게 세 번 꽉 쥔다(꼬집지 않는다).

3 발목에서 엉덩이를 향해 세 번 쓰다듬는다. 아래쪽으로 약간의 압력을 가하면서 발목을 향해 다시 세 번 쓰다듬는다.

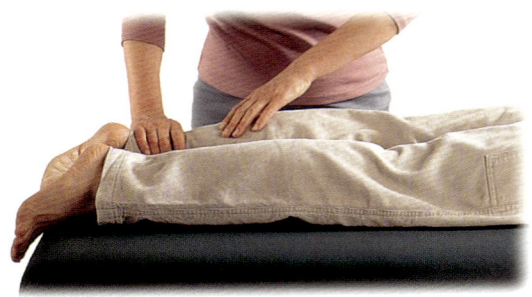

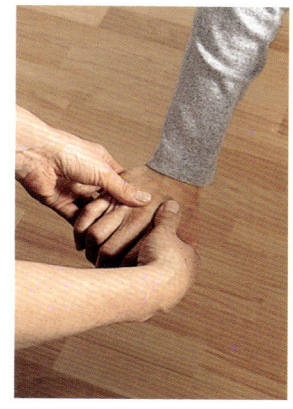
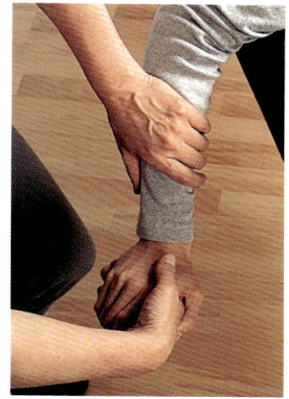
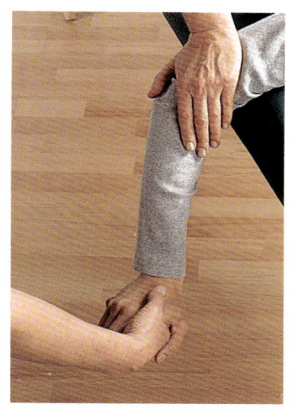

4 팔을 편다. 손목을 쥐지 않도록 한다. 손목에서 아래쪽으로 움직이면서 손과 손가락을 마사지한다. 리시버와 조금 떨어져서 마주 보고 이 과정을 진행하라.

5 한 손으로 손목에서 팔 위, 어깨까지 세 번 꼭 쥔다.

6 손목에서 어깨까지 세 번 쓰다듬는다. 손에 힘을 빼고 팔의 윤곽을 따라 움직인다.

7 손가락을 척추 위가 아닌 옆으로 내려 움직이면서 등 중심까지 쓰다듬는다. 그 다음 등 전체를 부드럽게 문지른다. 마지막으로 두 손을 몇 초간 목 바로 위(접촉하지 않음)에 두었다가 척추 기저부에 다시 몇 초간 둔다.

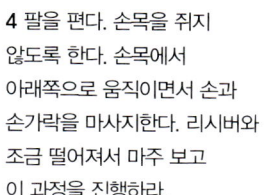

레이키 힐링의 변경

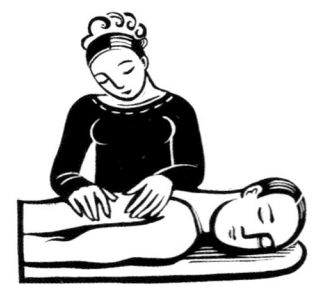

흐름과 함께 하기
힐러는 손으로 리시버를 꼼꼼히 조사하여 불균형을 이루는 특정 부위를 감지할 수 있다.

특정 상황에서는 앞에서 설명한 전체 레이키 힐링을 변경해야 할 수도 있다. 예를 들면 주어진 시간이 제한된 관계로 특정 신체 부위에 집중하고 다른 부위는 내버려두어야 할 때가 있을 것이다(134~135페이지 참조). 하지만 단 10~15분 만으로도 효과적이고 유용하게 리시버에게 에너지를 줄 수 있다.

앉은 자세
사무실이나 그 외 리시버가 누울 수 없거나 눕기 어려운 공공장소에 있다면 앉은 자세로 리시버를 힐링하는 것이 가장 좋다. 또한, 침상에 오르기 어렵거나 불편해하는 노인, 아이를 힐링할 때에도 눕는 것보다 앉히는 것이 더 수월하다. 임산부 역시 앉아서 힐링을 받는 것을 더 좋아할 것이다(132~133페이지 참조).

응급상황
응급상황의 레이키(136~137페이지 참조)에서는 한두 자세에 집중할 필요가 있다. 최근 부상이나 화상을 입었거나 감염된 사람이 있다면 힐링할 때 나름의 판단력을 이용하라. 이 힐링을 의학적 치료 대신 사용할 수 있다고 생각해서는 절대 안

된다.

 상황을 더욱 악화시키지 않기 위해, 특히 아물지 않은 상처가 있을 경우에는 손을 떼고 힐링하도록 한다. 이때는 손을 부상 부위 바로 위에서 몇 센티미터 떨어지도록 두어야 한다.

도움을 줄 수 없는 경우

변경된 힐링이라도 줄 수 없는 경우(아래 상자 참조), 혹은 리시버가 당신의 도움을 바라지 않는 경우가 있다. 그러면 기꺼이 이러한 상황을 받아들이는 것이 가장 현명하다.

거절해야 할 때

레이키 힐링을 부탁받는다 하더라도 다음과 같은 사람에게는 힐링이 부적절할 수 있다는 사실을 명심하라.
- 동의를 구할 부모나 보호자가 없는 아이
- 심각한 정신적 또는 감정적 문제로 진단받은 경험이 있는 사람(제3자가 동행하지 않은 경우)
- 아픈 게 오히려 더 좋아 보이는 사람 혹은 정말 나아지고자 하는 바람이 없는 것처럼 보이는 사람
- 분명한 이유는 없지만, 당신이 불편함을 느끼는 사람

앉은 자세에서 레이키 주기

힐링하는 동안 힐링 테이블이나 침대에 누워 있는 것보다 앉는 것이 더 적절한 때가 있다. 일부 신체 부위에는 손이 직접 닿지 않을 수도 있지만, 이 방법은 정말 간편하다. 또한, 팔과 손, 머리, 목과 어깨, 무릎과 발을 더 오래 힐링할 수 있다. 레이키는 자신의 길을 찾아 필요한 곳을 힐링한다는 사실을 기억하라.

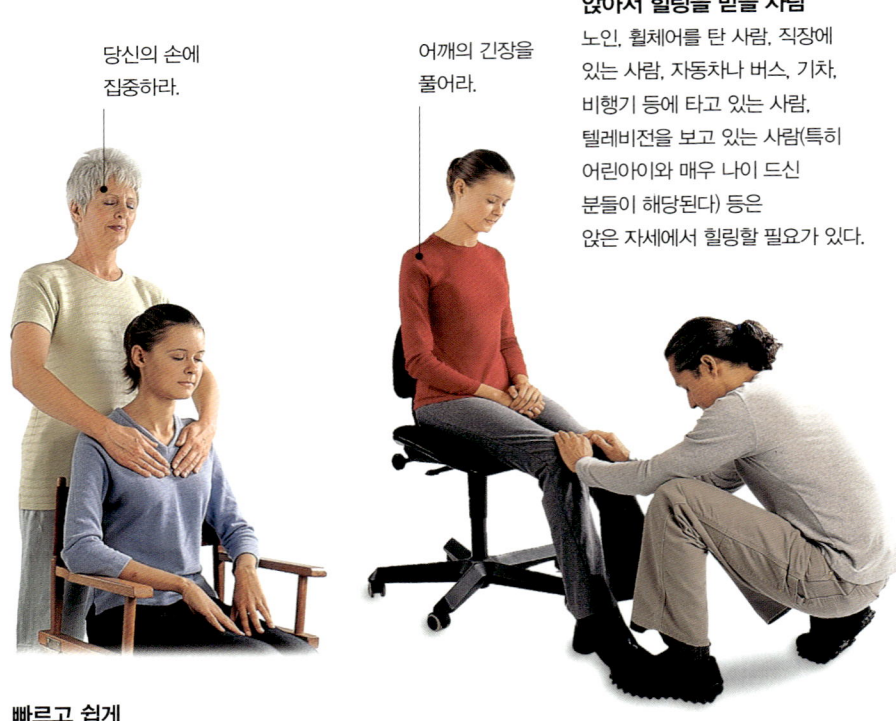

당신의 손에 집중하라.

어깨의 긴장을 풀어라.

앉아서 힐링을 받을 사람
노인, 휠체어를 탄 사람, 직장에 있는 사람, 자동차나 버스, 기차, 비행기 등에 타고 있는 사람, 텔레비전을 보고 있는 사람(특히 어린아이와 매우 나이 드신 분들이 해당된다) 등은 앉은 자세에서 힐링할 필요가 있다.

빠르고 쉽게
몸 전체를 힐링할 시간이 충분하지 않다면 앉아서 레이키 힐링을 하는 것이 더 효과적이다.

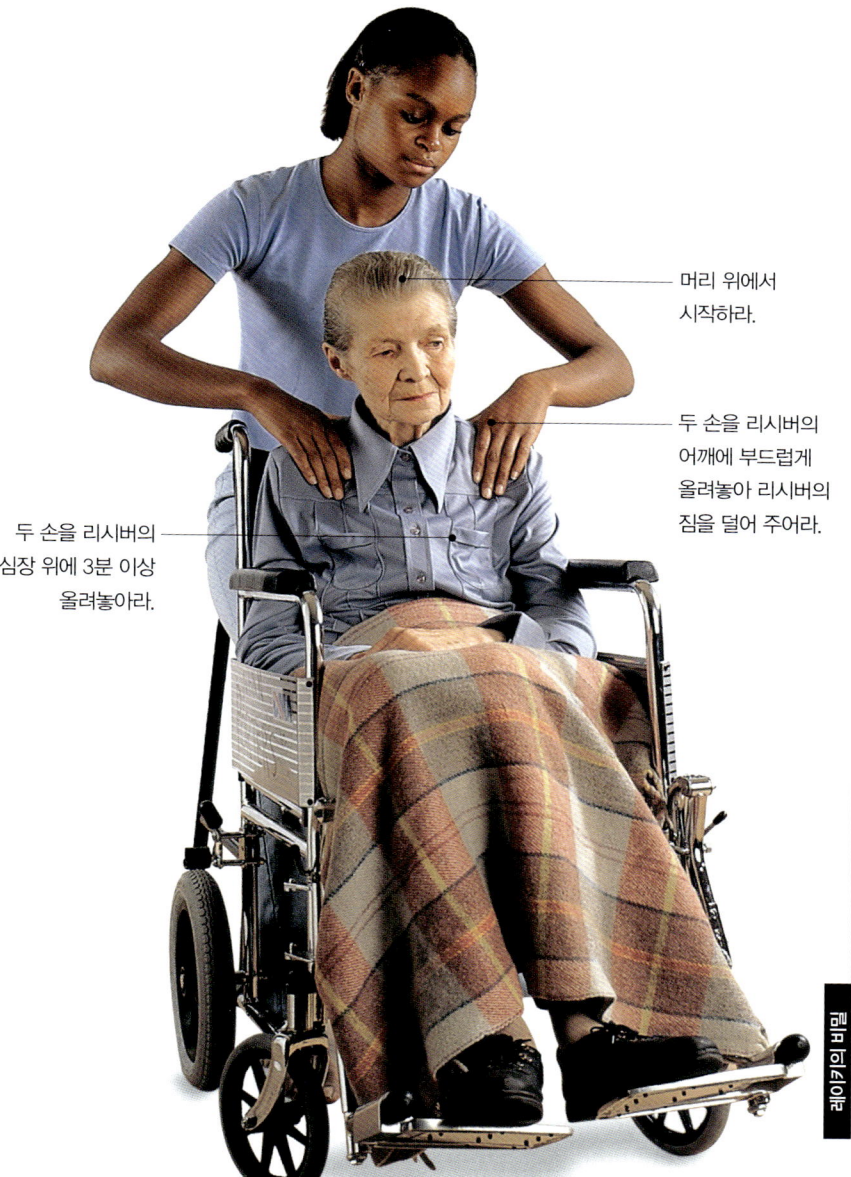

머리 위에서 시작하라.

두 손을 리시버의 어깨에 부드럽게 올려놓아 리시버의 짐을 덜어 주어라.

두 손을 리시버의 심장 위에 3분 이상 올려놓아라.

빠른 힐링

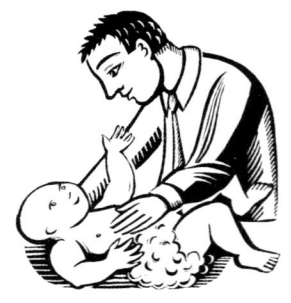

미니 레이키
빠른 레이키는 아기들의 배앓이, 보챔, 젖니가 날 때의 불쾌감에 효과를 볼 수 있다

응급상황은 아니지만 단지 시간이 부족해서 빠른 레이키 힐링을 해야 할 상황이 많이 있을 것이다. 빠른 힐링은 당신 자신이나 타인에게 똑같이 적절하다.

직장, 상점, 슈퍼마켓, 기차, 비행기 등 당신이 필요하다고 생각하는 곳에서는 어디서든 빠른 힐링을 제공할 수 있다.

긴장 완화와 원기 회복

짧은 힐링은 걱정이나 긴장을 완화시키는 탁월한 방법이다. 오랜 운전 후 차에서 내렸을 때나 긴 회의 또는 중요한 인터뷰 전후, 시험 전후에 이 짧은 힐링이 도움이 된다는 사실을 알 수 있을 것이다.

리시버는 편안하게 눕거나 앉아야 한다. 한 손을 태양 신경총 짜끄라 위에 얹고 다른 손은 짜끄라 아래에 두어 복부를 어루만질 수 있도록 한다. 10분간 이 자세를 유지한다. 이것은 자기 힐링이나 타인을 힐링하는 데 똑같이 효과적이다.

숙면

잠을 잘 자지 못하는 사람은 매일 밤 잠자리에 들기 전 15분간 힐링을 하면 숙면을 취할 수 있다.

평상시 자는 자세로 등을 대고 눕거나 옆으로 눕는다. 한 손을 이마에 얹고 다른 손은 복부 위에 얹는다. 당신이 숨 쉴 때마다 복부에 있는 손이 올라왔다 내려가도록 하라. 10~15분간 계속 숨을 쉰다. 점차 깊은 잠에 빠져들 정도로 긴장이 완화되는 느낌을 받을 것이다.

자주 몸을 움직이는 아이들은 자고 있는 동안 힐링하는 것이 좋다. 아이들을 깨우지 않도록 손을 떼고 하는 레이키를 하며, 부모나 보호자와 함께 있는지 먼저 확인하라.

사례

32세의 안나는 큰 컴퓨터 회사에서 일하는 사무행정직원이다. 안나는 덥고 통풍도 되지 않는 회의실에서 네 시간 동안 회의를 하고 나면 어김없이 나타나는 편두통에 레이키가 이상적인 치료법이라는 사실을 알았다. 안나를 안쓰럽게 여긴 동료가 레이키 힐링에 대해 한 번도 들어본 적이 없던 안나에게 빠른 레이키를 해 준 것이다. 동료는 한 손은 안나의 눈썹 위에, 다른 손은 안나의 뒷머리에 얹은 채 20분 동안 가만히 있을 뿐이었다. 이후 안나는 마취가 풀렸을 때 느꼈던 것과 동일한 느낌, 즉 긴장이 풀린 듯한 느낌과 시간을 초월한 느낌을 받았다. 보통 24시간 이상 계속되던 편두통도 사라졌다.

조금 있는 것이 없는 것보다 낫다

레이키 힐링을 아예 받지 않는 것보다는 5분이라도 받는 것이, 5분보다는 15분이, 15분보다는 30분이, 30분보다는 1시간 받는 것이 훨씬 더 좋다.

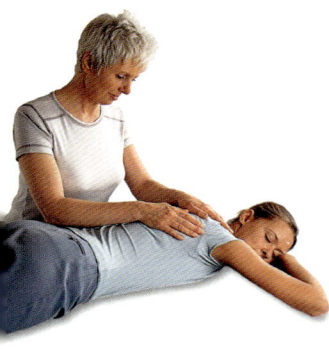

예상치 못한 충격
갑작스런 감정적 혼란은 응급 레이키 힐링으로 완화시킬 수 있다.

응급상황과 응급치료

모든 종류의 응급상황에 레이키 힐링을 보낼 수 있다. 이러한 응급상황에는 응급 의료 상황과 비상사태, 갑작스런 감정적 위기 등이 포함된다. 이러한 상황에 반드시 필요한 긴장 완화와 힐링 요법으로 레이키를 사용한다. 레이키는 의학적 치료를 대신한다기보다는 이러한 치료를 보완하는 것으로, 가벼운 사고나 부상 후 즉시 할 수 있는 힐링이다.

진정과 완화
레이키는 낙상 시에도 유용하게 사용할 수 있다. 하지만 접질리거나 골절이 되면 의사의 진찰을 받아야 한다.

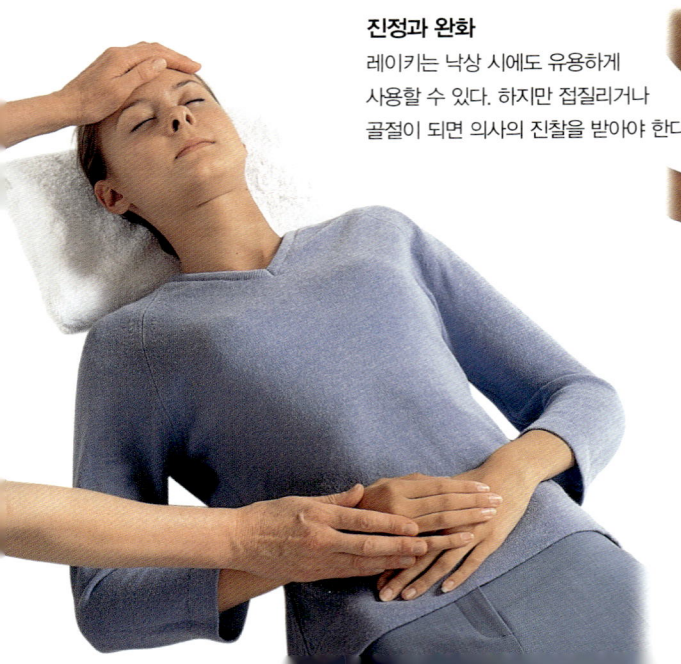

도움과 힐링
레이키를 통해 멍을 없애고 붓기를 가라앉힐 수 있다. 두 손을 발목 주위에 올려놓아라.

사례

멜이 1단계 레이키를 완수한 직후인 어느 날 멜의 어머니 진이 멜의 집에 갑자기 찾아왔다.

진은 차 문에 손가락을 찧었다. 손가락의 상처가 깊어 피가 나고 멍이 들었으며 진은 어지러움과 고통을 호소했다. 멜은 찬물로 어머니의 손을 씻기고 손에 레이키를 수행했다. 곧바로 출혈이 멈추었고, 진은 곧 집까지 운전해 갈 수 있었다. 그날 저녁 진은 동네 병원을 찾았다. 간호사는 상처가 이미 아물기 시작했기 때문에 꿰맬 필요가 없다고 말했다. 진은 즉시 멜에게 전화를 걸어 고마운 마음을 전했다.

안아 주기

작은 사고나 혼란은 몇 분간의 레이키 힐링으로 진정시키고 완화시킬 수 있다.

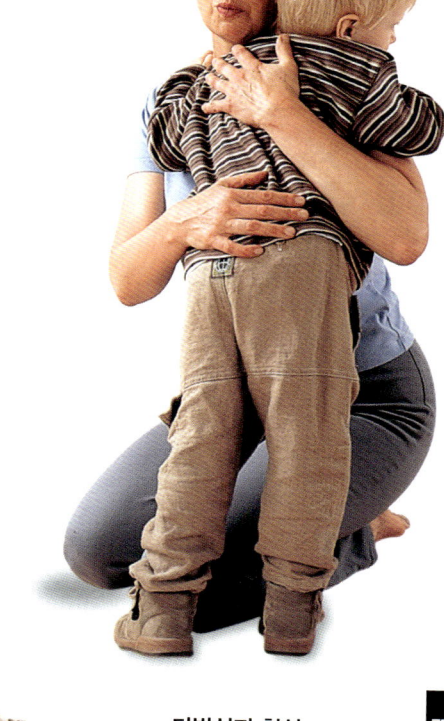

타박상과 찰상

레이키는 가벼운 사고나 자상, 찰상에 탁월하고 즉각적인 힐링이다.

자기 힐링의 장점

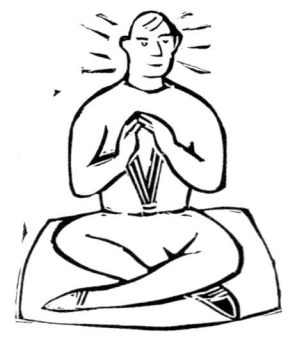

편리한 레이키
언제 어디서든 당신 자신을
레이키로 힐링하여 신체적, 감정적
문제를 쉽고 빠르게 해결하라.

많은 사람이 영위하고 있는 바쁜 삶에는 여러 가지 스트레스와 문제들이 산재해 있을 수 있다. 이러한 문제가 힐러의 힐링을 받을 만큼 심각해 보이지 않는다 하더라도 점차 우리의 에너지를 고갈시키고 수면 문제나 걱정을 야기할 수 있다.

레이키는 우리가 견뎌 내야 하는 끊임없는 가족 문제, 질병, 고통에 잘 대처하도록 도와줄 수 있다. 자신을 힐링하는 것은 어려움을 이겨 내고 행복감을 증진시키는 가장 간단한 방법의 하나이다.

이해 증진

정기적으로 자신을 힐링하면 완전함을 느끼고 우주의 힘을 이해하는 데 도움이 될 것이다. 많은 사람이 레이키를 통해 자신만의 신념 체계를 더 잘 이해하게 된다. 또한, 처음으로 자신의 영적 부분에 연결되고 소속감과 평온함을 증가시키는 데 레이키가 도움이 되는 경우도 많다.

신체적 웰빙

조용한 시간에 레이키로 자신을 힐링하면 끈질긴 두통이나 요통과 같은 모든 신체적인 고통과 통증이 완화될 수 있다. 만성 질환이나 장애를 정기적으로 힐링하여 진정시킬 수 있다. 우울함, 걱정, 기타 신경성의 감정적 상태가 호전되는 경우가 많다. 레이키를 정기적으로 사용하면 자존감을 회복하는 것은 물론 부정적인 신념 체계 역시 바로잡을 수 있다. 레이키는 생명력 에너지가 심리에 천천히 침투하도록 해 준다.

자기 힐링의 장점

자기 힐링의 장점을 요약하면 다음과 같다.
- 레이키 에너지와의 관계를 발전시키고 심화시킨다.
- 당신의 에너지 흐름을 촉진시킨다.
- 당신의 에너지 레벨이 낮을 때 강장제 역할을 한다.
- 시간 설정 – 자신을 힐링할 시기와 기간을 당신이 선택한다.
- 편리함 – 약속을 잡을 필요 없이 집이나 직장에서 간편하게 할 수 있다.
- 돈 – 물론 비용은 전혀 들지 않는다.

영원한 동반자

정신과 마음을 열면 레이키가 밤낮으로 당신을 도울 길을 알아서 찾을 것이다.

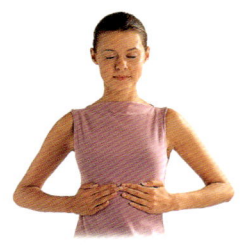

레이키를 위한 시간 만들기
당신의 일상에 레이키를 활용하여 에너지를 얻고 인생에 대처할 힘을 얻도록 하라.

자기 힐링

원한다면 매일 레이키로 자신을 힐링할 수 있다. 레이키를 당신 내면의 힘으로 발전시키고 당신만의 에너지 채널로 발전시키면 레이키를 통해 혜택을 얻을 것이다. 시간이 날 때 몸 전체를 레이키로 힐링하거나(엉덩이, 다리, 무릎, 발도 잊지 마라) 문제가 있는 부위에 집중하여 빠른 힐링을 수행하라.

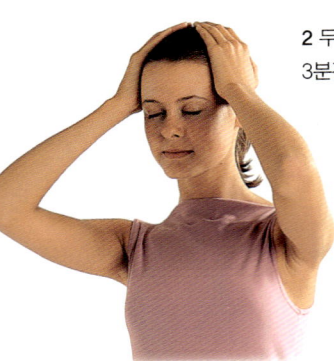

2 두 손을 정수리에 3분간 올려놓는다.

1 손바닥으로 얼굴을 감싼 채 두 손을 눈 위에 올려놓는다. 손가락은 모은다. 3분간 이 자세를 유지한다.

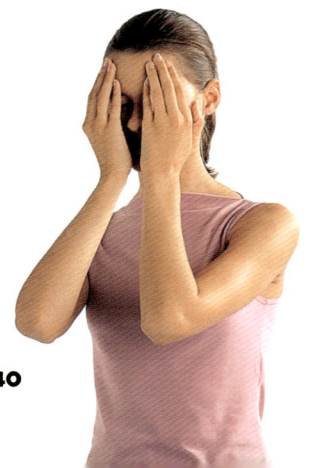

3 손가락을 모으고 둥글게 오므려 목 주변에 올려놓는다. 2~3분간 이 자세를 유지한다.

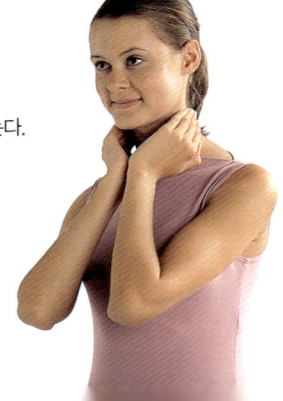

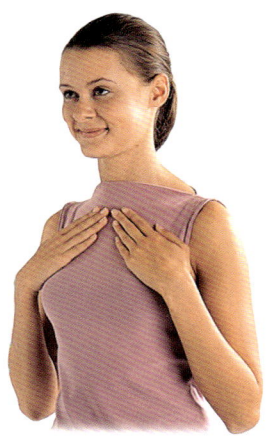

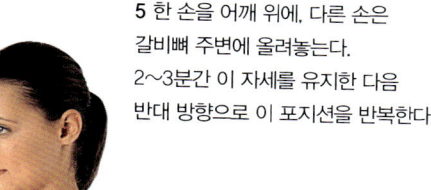

5 한 손을 어깨 위에, 다른 손은 갈비뼈 주변에 올려놓는다. 2~3분간 이 자세를 유지한 다음 반대 방향으로 이 포지션을 반복한다.

4 두 손을 가슴 위에 3분간 올려놓는다.

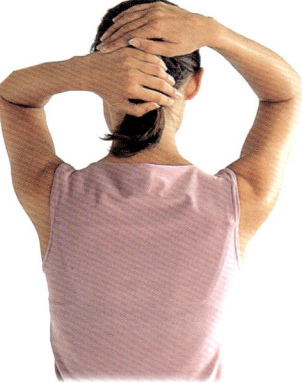

7 두 손을 머리 위에 2분간 올려놓는다.

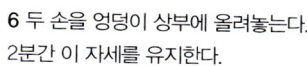

6 두 손을 엉덩이 상부에 올려놓는다. 2분간 이 자세를 유지한다.

8 손가락을 오므린 채 두 손을 배 위에 2~3분간 올려놓는다.

보이지 않는 혜택

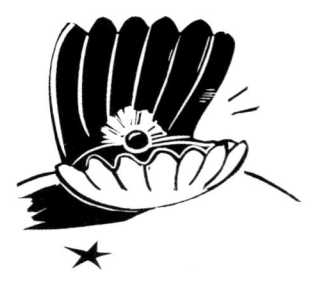

보이지 않는 혜택
진주조개가 귀한 보석을 만들어 내듯이
레이키는 리시버뿐만 아니라
힐러에게도 혜택을 준다.

레이키를 받는 사람은 감정적, 영적, 신체적 변화 혹은 전반적인 변화와 같은 다양한 혜택을 얻는다(146~157페이지 참조). 하지만 이것은 레이키가 하는 일 중 일부에 불과하다. 레이키는 리시버에게 강한 영향을 미쳐 리시버가 보이지 않는 혜택을 다양하게 받을 수 있게 한다.

당신은 힐링을 준 후 더 차분하고 집중되며 더욱 명쾌해진 느낌을 받을 것이다. 당신이 다른 사람에게 집중함에 따라 당신의 마음도 열리는 것을 느낄 것이다. 다른 사람을 위해 시간과 장소를 마련하려고 애쓰는 과정에서 당신은 자신을 위한 정신적 공간도 마련하게 되는 효과를 얻을 것이다.

자연적인 명상

레이키 힐링을 줄 때 이것이 조용한 명상의 효과가 있다는 사실을 깨닫게 될 것이다. 긍정적인 에너지가 흐르면서 이것이 힐러의 손을 통해 밖으로 나온다는 점에서 레이키는 힐러를 보호해 준다. 에너지가 리시버에서 힐러에게로 흐르지는 않기 때문에, 당신은 힐링을 주는 동안 어떠한 부정적인 에너지나 증상도 리시버에게서 받지 않을 것이다.

우주 에너지가 수월하게 흐를 수 있도록 하려면 리시버뿐만 아니라 레이키 힐러도 힐링하는 날에는 물을 많이 마시는 것이 중요하다.

온화한 행복

레이키 힐러는 레이키를 주는 것을 통해 혜택이 축적된다고 말한다. 각 힐링은 따뜻하고 이로운 자취를 남기며 이것은 행복한 느낌을 만들어 낸다.

힐링을 주면 당신은 레이키 에너지와 연결되며 레이키의 작용 방법을 더 잘 이해하게 된다. 레이키와 아로마테라피를 함께 수행하는 한 테라피스트는 이렇게 말했다. "레이키 힐링을 받으려고 예약한 사람들의 명단을 보고 있을 때면 행복해집니다. 결국에는 내가 리시버만큼이나 많은 혜택을 얻게 될 것에 감사한 마음뿐이지요."

레이키를 주면 힐러의 감수성도 높아질 수 있다. 힐러가 다른 사람의 문제, 보통은 말로 표현할 수 없는 문제를 "이해"할 수 있도록 레이키가 도와주기 때문이다.

감사하기

각 힐링이나 수업이 끝난 후에는 레이키에 대해 감사를 전하는 것이 전통이다. 당신이 생각하는 방식으로 감사를 전하거나 단순히 "레이키에 감사드립니다."라고 세 번 반복해서 말할 수도 있다.

이것은 당신이 힐링을 한 것이 자신의 에너지가 아닌 우주 에너지임을 기억하는 데 도움이 된다. 레이키에 감사하는 것은 겸손과 감사의 표시이다.

긍정적인 보호 수단

"레이키가 내 안에 들어와 나를 보호해 주었다. 이제 나는 나 자신에게 집중하고 치유할 수 있는 에너지와 태도를 갖게 되었다."

— 레이키 힐러

보상받기

레이키 에너지는 여러 가지 방법으로 작용하여 모든 단계의 리시버에게 영향을 미친다. 레이키 에너지가 당신의 인생 방향에 새로운 확신을 가져다주며 신체적인 고통을 완화시켜 주고 타인과의 관계를 개선시켜 준다는 것을 알게 될 것이다. 힐링을 받는 사람뿐만 아니라 주는 당신 역시 건전한 생활방식으로 행복을 증진시키고자 할 것이다. 자신을 돌본다면 마음도 진정될 것이다. 요가나 명상을 위한 공간을 마련하면 당신의 시야를 개선시키는 데 도움이 될 수 있다.

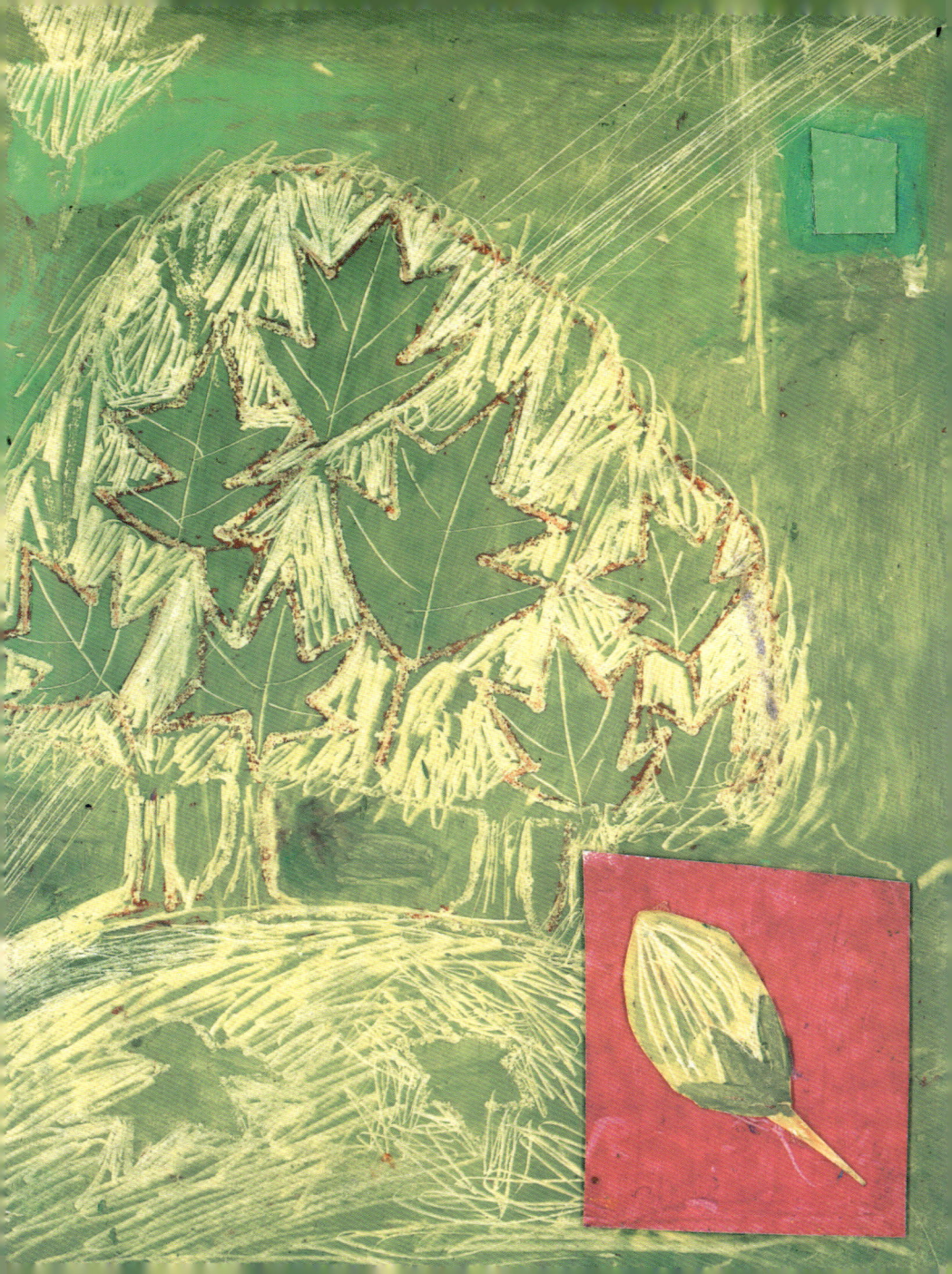

정서적 효과

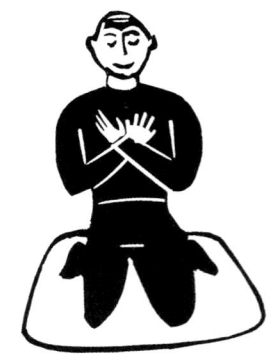

자신을 느끼기
레이키 힐링은 많은 사람이 오랫동안 묵혀 왔던 감정적 고통을 발산하도록 도울 것이다.

레이키 힐링은 사람들의 의욕을 점차 고취시키고 이들의 결정 능력을 향상시킨다. 사람들이 열성적으로 변화한다면 두려움을 덜 느끼게 될 것이다. 레이키는 자신감과 자존감을 증진시킨다. 동시에 성급함과 조급함을 감소시키고, 리시버가 다른 사람에게 인내심을 가질 수 있는 에너지를 전달한다. 레이키는 내면에 수년, 심지어 어린 시절부터 가지고 있던 화와 슬픔을 발산하도록 한다. 레이키 힐링의 첫 번째 효과는 그것이 감정적이든 영적이든 신체적이든 즉각적으로 나타나거나 힐링 후 24~36시간 이내에 드러난다.

정서의 발산 돕기

레이키 힐러는 정서와 신체를 분리할 수 없다고 믿는다. 당신이 감정을 억압하고 무시하려고 아무리 노력해도 이 사실은 변하지 않는다. 정서적 문제가 풀리지 않고 남아 있다면 신체에 에너지가 막힐 것이다. 이러한 막힘은 레이키로 제거할 수 있다. 레이키는 과거의 상처에서 당신을 자유롭게 해 준다.

때로 사람들은 힐링 후 기분이 더 나빠지거나 레이키 힐링에 강한 감정적 반응을 경험할 수도 있다. 이것은 흐느낌이나 이성을 잃은 웃음, 주체할 수 없는 피로 등의 형태로 나타날 것이다.

이러한 경험은 리시버와 경험이 적은 레이키 힐러 모두에게 불안함을 줄 수 있다. 힐러는 힐링이 도움이 되지 않는다고 느끼거나 무엇을 해야 할지 몰라 당황할 수 있다. 리시버가 세션을 계속할 준비가 될 때까지 감정을 표현하고 울거나 웃는 것이 가장 좋다. 차분함과 침착성을 되찾기만 하면 된다. 리시버에게 감정적 발산은 꽤 일반적인 현상이라는 사실을 말해 두는 것 역시 도움이 될 수 있다.

사례

교사인 37세의 카렌은 심각한 우울증에 시달리다 못해 몇 개월 휴직을 해야 했다. 그녀는 정신과 의사에게 치료를 받고 항우울제를 처방받았지만, 항우울제에 거부 반응이 나타나면서 레이키로 눈을 돌리게 되었다.

카렌은 짧고 매우 부드러운 힐링을 며칠에 한 번씩 꾸준히 받았다. 카렌의 힐러는 그녀의 감정을 이야기하고 그녀의 경험에 대해 느끼는 것은 무엇이든 이야기해 볼 것을 권장했다. 카렌은 점차 자존감을 회복하기 시작했으며 차분해지기 시작했다. 의사는 카렌을 퇴원시켰고, 카렌은 다시 직장에 나갈 수 있게 되었다.

카렌에게 삶은 여전히 고달프며 직장에서는 여전히 많은 문제에 부딪히고 있다. 하지만 이제 막 1단계 레이키를 완수한 그녀는 매일 자기 힐링을 하고 있으며 이제 자신의 문제를 감당할 수 있게 되었다. 그녀는 더 이상 어떠한 약도 복용하지 않는다.

활짝 열린 문

"지금까지는 줄곧 내가 아무리 문을 두드려도 아무도 대답하지 않았다. 하지만 레이키는 문을 열고 나를 받아 주었다."

— 레이키 리시버

새로운 자신감

우리가 우리의 모든 잠재력을 실현시키지 못하는 가장 일반적인 요인이 바로 자존감의 부족이나 결핍이다. 많은 사람이 자신이나 자신의 능력에 대한 믿음이 부족하다. 우리는 우리가 하지 못한 일로 자신을 폄하하며 우리가 인생에서 이룬 일들에 대해서는 축하하지 않는다. 우리가 받은 비판을 마음속에 담아 두고 비판이 부당하다고 느낄 수 있다. 자신의 성과를 인지할 때조차도 우리는 이것을 행운의 탓으로 돌리거나 자신이 적재적소에 있었을 뿐이라고 생각한다.

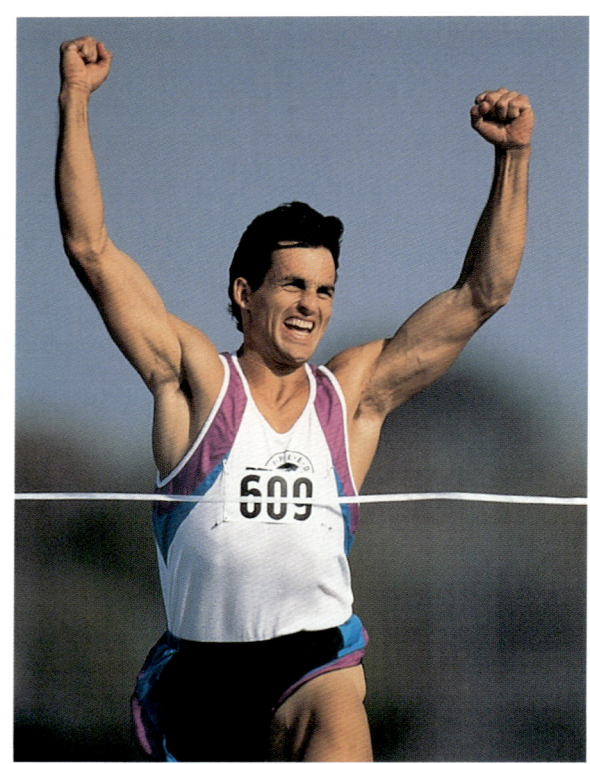

승리 정신
정기적으로 레이키 힐링을 받으면 당신은 새로운 도전을 받아들일 수 있게 될 것이다.

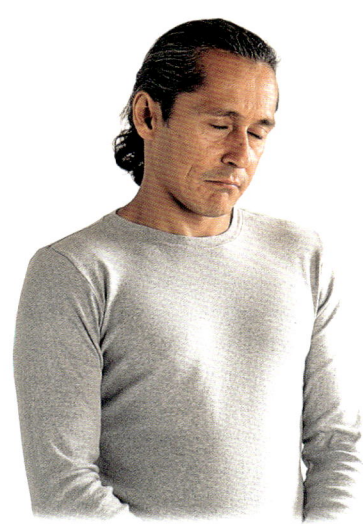

자기신뢰에 집중하기
레이키는 사람들이 자신의 목표를 세우고 자신의 모든 잠재력을 깨닫는 데 필요한 힐링 에너지를 제공한다.

두려움 없애기
이전에는 압박감을 느끼던 상황에서도 자신감을 느끼게 되는 것은 레이키가 주는 선물 중 하나이다.

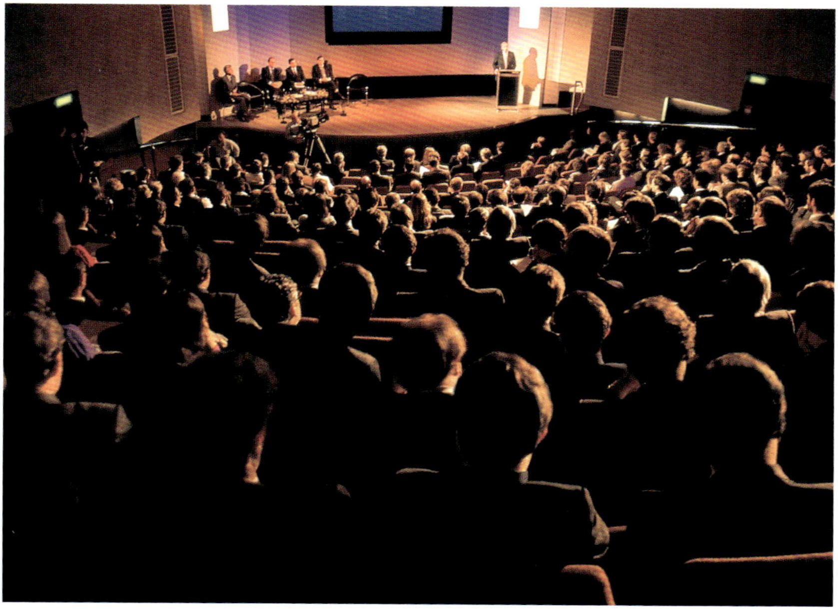

영적 효과

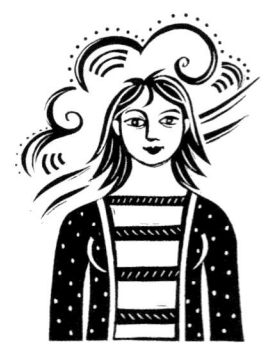

마음의 평온
많은 사람이 영적 평화와 만족감을 갈망한다. 이것이 바로 레이키가 우리에게 주는 것들이다.

레이키 힐러와 마스터는 레이키를 수행하면 도덕적, 사회적, 영적으로 더 나은 삶을 영위할 수 있다고 믿는다.

　레이키는 우리가 우리의 내면세계와 영적 신념, 종교적 신념과 만나게 해 주는 등(때로는 인생에서 처음으로 겪는 경험일 것이다)의 포괄적인 효과가 있다. 물론 영성(靈性)은 개인의 선택 문제이다. 많은 사람이 정식적인 종교적 신념을 고수하거나 교회, 유대교 회당, 이슬람 성원에 참석하지 않아도 청렴함과 도덕성을 갖춘 삶을 영위할 수 있다고 믿는다. 또한, 많은 사람이 초월적 존재를 믿을 필요를 느끼지 못한 채 만족스러운 삶을 살고 있다.

영적 열림

레이키 힐러는 레이키를 통해 우리가 개인의 신앙에 따라 신, 알라, 부처를 만날 수 있으며 레이키가 기존의 믿음을 향상시킨다고 믿는다.

　레이키를 통해 영적 자각이 어느 순간 갑자기 물밀듯이 일어날 수도 있고 수년에 걸쳐 이루어질 수도 있다. 힐링을 시작한 첫날이나 둘째 날 이내에 레이키의 영적 효과를 점차 경험하게 되며 이 효과는 오래 지속될 것이다.

힐러와 마스터는 레이키가 우주에서의 우리의 존재와 위치를 다시금 확인시켜 준다고 생각한다. 이러한 연결을 통해 한 인간으로서 더욱 발전하고 우주와 하나가 된 느낌이 들게 됨으로써 우리의 잠재력을 충분히 표출하는 것을 방해하는 환상이나 의심이 사라진다. 레이키를 주거나 받을 때 사람을 통해 흐르는 우주생명에너지는 정력과 조화를 가져다주는 강력한 진동의 힘이다. 많은 사람이 힐링 후 자신을 더욱 사랑하게 되었으며 차례로 타인도 사랑하게 되었다고 말한다.

사례

28세의 데니스는 여러 가지 방법으로 레이키를 사용하는 예술가이다. 그녀는 친구, 가족, 동물, 그리고 무엇보다 자기 자신에게 레이키를 준다. 마이애미로 가는 비행기 안에서 그녀는 한 승무원의 무릎 통증을 힐링했다. 이 승무원은 오랜 비행에도 지치지 않고 계속 일할 수 있었다. 하지만 데니스는 레이키가 무릎 통증이나 다른 신체적 문제를 돕는 것 이상의 효과를 줄 수 있다고 믿는다. 그녀는 레이키가 자신과 내면의 평온함과 힘을 연결시켜 준다고 생각한다. 데니스는 레이키가 자신이 하는 모든 일을 도와주는 친구라고 확신한다. 레이키는 데니스가 매일 만나는 사람들이 겪어야 하는 통증이나 외상에 대해 통찰할 수 있도록 해 준다. 레이키를 사용한 이후로 데니스는 전보다 더 많이 주위에 귀를 기울이고 주변을 더 많이 배려할 수 있게 되었다.

레이키 촉진하기

"이제 내가 어디서 왔는지 그리고 어떻게 살아야 하는지 알겠다. 우주에서의 나의 위치를 알 수 있다."

— 레이키 힐러

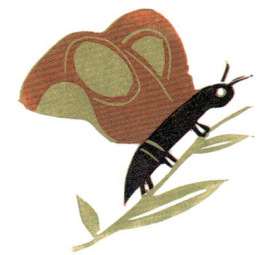

인생 여정
어떤 사람들은 레이키를 시작한 후
새로 태어난 느낌을 받고
새로운 인생 여정을 시작한다.

변화의 효과

레이키는 사람들이 새로운 방향으로 나아가도록 격려하기 때문에 그 효과는 중요하다고 할 수 있다. 어떤 사람은 고통이 줄어들면서 인생을 다시 즐길 수 있게 된다. 또 어떤 사람은 가족의 삶이나 동료와의 관계가 개선되면서 혜택을 얻을 수 있다. 광적인 삶에서 평온한 삶으로 완전히 변화할 수 있다. 혹은 친구나 가족이 긍정적인 변화를 거의 눈치 채지 못할 정도로 미묘하게 오랜 시간에 걸쳐 발생할 수도 있다.

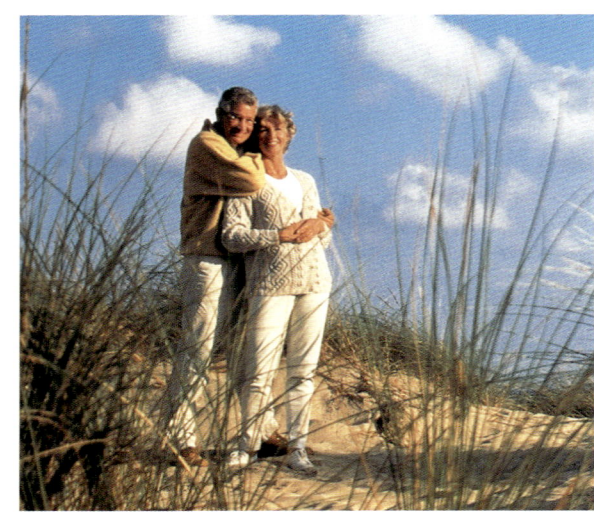

갑작스러운 삶의 변화
레이키를 받은 후 사람들은 전에는 보지 못했던 기회들을 볼 수 있게 된다. 레이키는 에너지와 의욕을 고취시켜 이러한 기회의 혜택을 얻도록 도와준다. 눈이 빛나기 시작하고 숨이 깊어지며 더욱 긍정적인 태도를 형성하는 등의 신체적 변화와 함께 내면의 변화가 따라올 것이다.

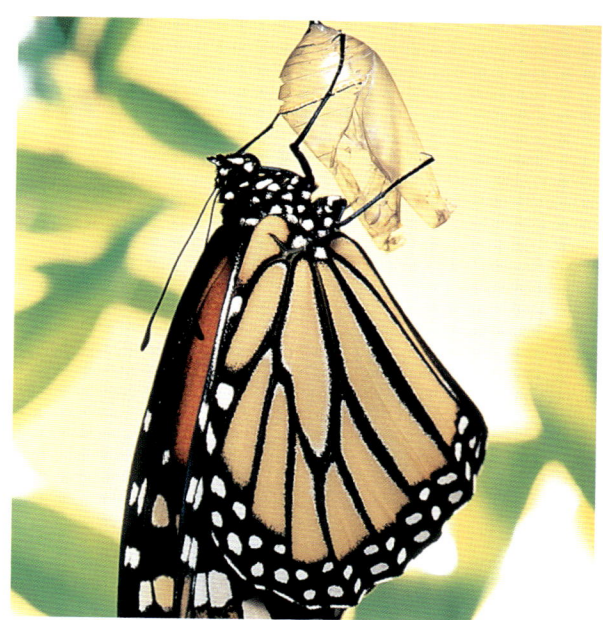

새로운 길
번데기가 나비가 되는 것과 같이 레이키가 가져다주는 의식의 변화는 인생을 변화시킬 수 있다..

시야의 확대
레이키는 세상을 펼쳐 보일 수 있다. 사람들에게 더욱 앞을 내다보고 새로운 방향으로 진출할 수 있는 자신감을 선사하기 때문이다.

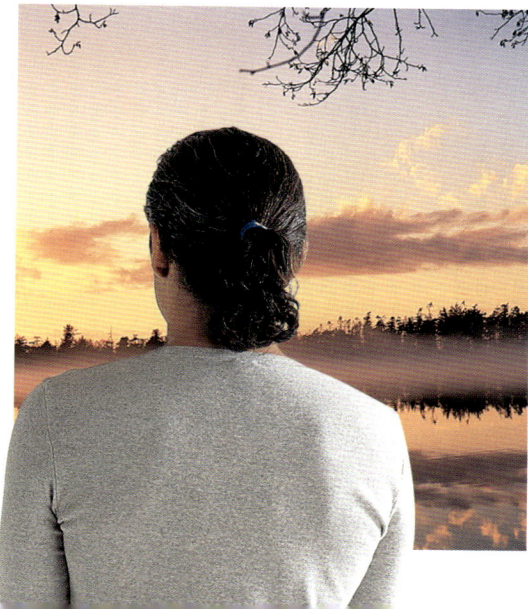

신체적 효과

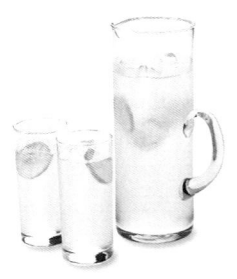

독성 배출하기
물은 신체에서 독성을 제거하고 피로를 완화시키기 때문에 건강을 위한 필수 요소라 할 수 있다

레이키는 신체에 해독 작용을 한다. 이 때문에 힐링 후에는 평소보다 더 자주 화장실을 들락거리고 땀을 더 많이 흘리며 배가 요동칠 수 있다. 가스가 더 자주 배출될 수도 있다. 사람이 많은 곳에서 이런 일이 생기면 당황하게 될 수도 있지만, 자연스러운 현상이니 걱정할 필요는 없다. 레이키의 해독 효과 때문에 힐링 전후에는 물을 많이 마시는 것이 중요하다. 레이키 때문이 아니더라도 건강을 유지하려면 하루에 최소 여덟 잔의 물을 마셔야 하는데, 여기에 차나 커피는 포함되지 않는다. 카페인을 섭취하면 신체 시스템을 깨끗이 하고 독성을 제거하기 위해 그만큼 물을 더 마셔야 한다. 건강하고 편안한 생활방식에 대한 설명은 158~175페이지에서 설명한다.

힐링 반응
레이키의 신체적 효과는 힐링 후나 어튠먼트를 받는 레이키 수업 후 나타날 수 있다. 어떤 사람은 통증이 완전히 사라지기 전에 약간 더 악화되는 경험을 하기도 한다.

어떤 경우에는 통증이 간단히 사라진다. 또 어떤 경우에는 전혀 관련 없는 통증이 아주 잠깐 신체에 나타났다가 1-2일 후에 통증이 완전히 사라지기도 한다. 간단히 말해 레이키의 힐링 효과는 즉각적일 수도 있고 더 오래 걸릴 수도 있으며, 좋아지기 전에 상태가 좀 더 악화될 가능성도 있다. 오랫동안 지병을 앓았다면 통증은 계속 남을 수도 있다. 하지만 이러한 경우에도 힐링은 통증을 좀 더 견딜 수 있게 해 주고, 편안함을 향상시키며, 피로를 줄이고, 에너지 레벨을 높이는 등의 도움을 줄 수 있다.

의학적 증상

리시버는 레이키 힐링을 받기 전이나 힐링 과정 동안 의사에게 증상이나 통증을 항상 확인하는 것이 현명하다. 마찬가지로 정신적인 문제가 있는 사람은 레이키 과정을 시작하기 전에 의사와 상담해야 하며, 힐링을 진행할 경우 레이키 힐러에게 자신의 상태를 알려야 한다.

레이키는 의학적 치료나 병원 치료, 정신적 치료를 대신하여 사용해서는 안 된다.

진심의 말

"내 심계항진(palpitation, 가슴 두근거림-옮긴이)이 멈추었고 20년 전보다 더 많은 에너지가 생겼다. 인생이 다시 빛나기 시작했다." – 레이키 리시버

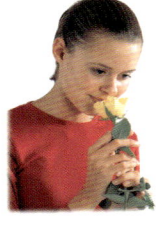

삶과의 조화
레이키의 선물을 받고 나면
아주 사소한 기쁨도 배가 될 수 있다.

더 건강해지는 몸

힐링 후 즉각적으로 나타나거나 1-2일 이내에 나타나는 레이키의 신체적 효과에는 에너지 레벨의 증가, 신체적 편안함과 고요함, 심장 박동의 느려짐, 혈압 하강, 통증이나 고통의 완화(편두통이나 치통 포함) 등이 있을 수 있다. 천식, 습진, 기타 장기적인 질병 역시 정기적인 힐링을 통해 개선될 수 있다.

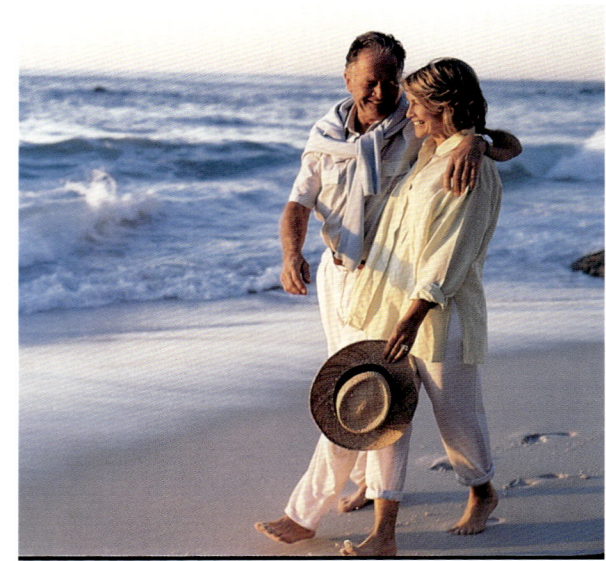

지상에서 영원으로
만성 피로로 힘들어하던 사람들은 레이키 과정 이후 원기를 회복하고 활력을 되찾았다고 말한다.

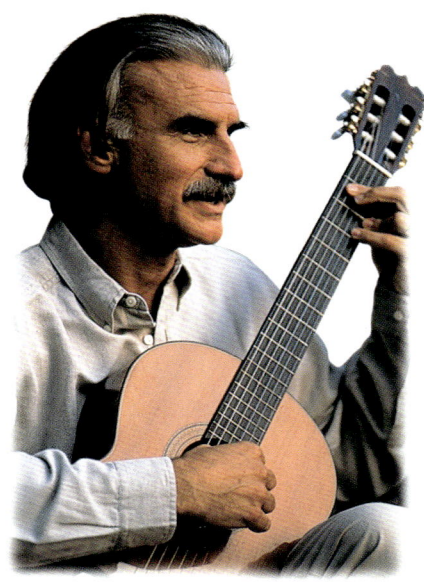

사례

52세의 가정주부인 린은 수년 동안 5분 이상 걸어 본 적이 없었다. 그녀는 2000년에 레이키 과정을 듣고 다시 태어난 기분이 들었다. 최근 휴일에는 한 시간 이상 걷고도 숨이 차지 않았다.

새로운 기술 배우기

레이키는 사람들이 연령에 상관없이 도전하고 새로운 취미를 갖도록 의욕을 불러일으킨다.

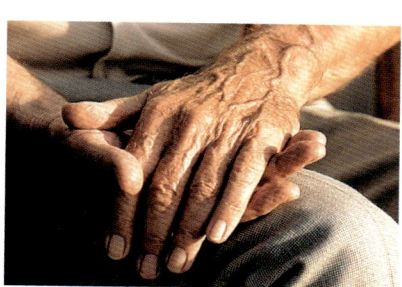

유연성의 새로운 발견

노인들에게 일반적으로 나타나는 뼈와 관절의 뻣뻣함이 레이키를 통해 완화될 수 있다.

인생을 건강하게

레이키 리시버는 레이키 힐링을 시작한 후 에너지 레벨이 증가한 것을 자주 경험한다.

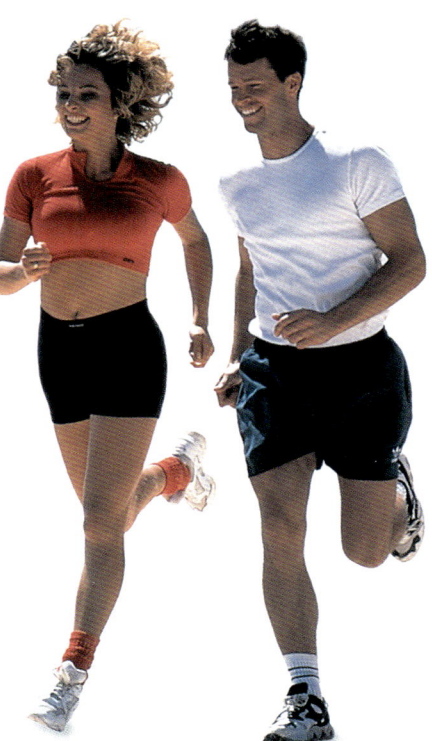

건강한 식습관

물 마시기
레이키가 가진 정화의 힘으로
몸과 마음, 영혼을 씻어 내고
에너지를 제공하는 식이 요법으로
몸에 활력을 불어넣어라.

건강한 생활방식을 유지하면 신체가 건강해지고 정신적, 영적 웰빙이 개선되는 등 분명한 혜택이 있다. 또한, 활력과 휴식 프로그램을 따름으로써 자신과 타인에 대해 더 깊이 자각할 수 있다.

규칙적인 식사 시간에 올바른 음식을 섭취하고 충분한 물을 마시는 것은 건강한 삶을 위한 가장 중요한 부분에 속한다. 지금부터 설명할 이러한 지침은 보통 일상 속에서 따를 수 있는 것들이다. 하지만 특히 기존에 질환이 있는 사람들은 생활방식을 크게 변화시키기 이전에 의사와 상담해야 한다.

정화를 위한 음식

가능하면 신선한 음식을 많이 먹고, 가공 처리된 음식은 되도록 피하고, 신선한 과일과 야채가 풍부한 다양한 식단을 구성해야 한다. 또한, 당신의 식단을 통해 다음과 같은 주요 영양소를 골고루 섭취할 수 있어야 한다.

- 단백질: 소고기, 돼지고기, 닭고기, 생선
- 소량의 단백질과 칼슘: 달걀, 치즈, 우유, 유가공품과 같은 유제품

- 유도 단백질: 견과류, 완두콩, 렌즈콩
- 탄수화물과 섬유소: 보리나 겨와 같은 콩류와 곡물. 과일과 야채 역시 섬유소와 탄수화물을 소량 제공한다.

채식주의자의 경우, 위 목록 중 두 번째와 세 번째 그룹의 음식을 더 많이 섭취하고 베건(Vegan, 우유·달걀 등 동물성 식품을 일절 먹지 않는 사람—옮긴이)의 경우에는 세 번째 그룹의 음식을 더 많이 섭취한다. 이 경우, 충분한 단백질을 섭취하고 있는지 더욱 주의를 기울여야 한다. 단백질 섭취량을 늘릴 수 있는 한 가지 방법은 콩과 밀을 함께 먹는 것이다. 이렇게 하여 결합된 단백질은 고기와 같은 양의 단백질을 제공하기 때문이다.

최적의 정화 및 해독 효과를 얻으려면 통밀 시리얼, 통밀가루 빵, 통밀가루 파스타나 설탕을 넣지 않은 짭짤한 통밀가루 비스킷 중 하나를 최소 하루에 한 번 섭취한다.

샐러드와 야채는 가능한 한 많이 섭취하라.

물의 힐링 효과

신선한 레몬으로 만든 레몬수 한 잔으로 하루를 시작하면 몸의 체계를 정화하는 데 도움이 된다. 물은 하루에 최소한 8잔 이상 마셔야 하며, 레이키 힐링 전후에는 최소 물 한 잔을 마시도록 한다.

신체의 연료 공급

신체를 돌보고 좋은 식이 요법을 유지하는 것은 당신 자신과 당신의 신체적 건강을 존중하는 간단한 방법이다.

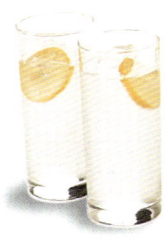

기운을 북돋워라
물은 하루에 최소한 8잔 이상 마셔 당신의 에너지 레벨을 끌어올리고 피로를 떨쳐 버려라.

건강을 위한 음식

식단을 개선하고 물 섭취량을 늘리면 신체적, 정신적, 영적으로 향상되는 데 도움이 된다. 몸을 돌보는 것은 당신의 에너지 레벨을 끌어올리는 중요한 단계이다. 많은 사람이 우울할 때면 정크푸드(junk food)에 눈을 돌리는데, 정크푸드는 영양분은 거의 제공하지 않으면서 신체가 독성을 제거해야 할 부담을 안겨 준다.

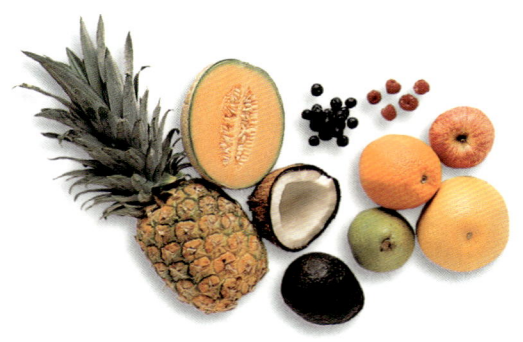

달콤한 기쁨
과일을 많이 섭취해라. 코코넛은 섬유소의 좋은 공급원이며 아보카도는 칼륨과 비타민 E가 풍부하다.

자연이 주는 약
마늘은 혈압을 낮추는 데 도움이 될 수 있으며 코에 사용하는 소염제 역할을 할 뿐 아니라 항바이러스 및 항박테리아 속성이 있다.

정크 푸드를 버려라
피로나 불만족, 실망감을 풀기 위해 초콜릿이나 담배를 이용한다면 입은 즐거울 수 있으나 그 외의 혜택은 없다. 정기적인 레이키로 당신 자신을 힐링한다면 이런 습관을 버리는 것이 더 쉬울 것이다.

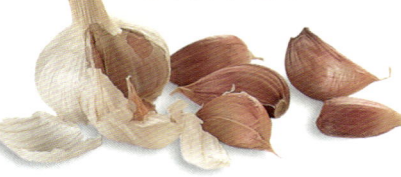

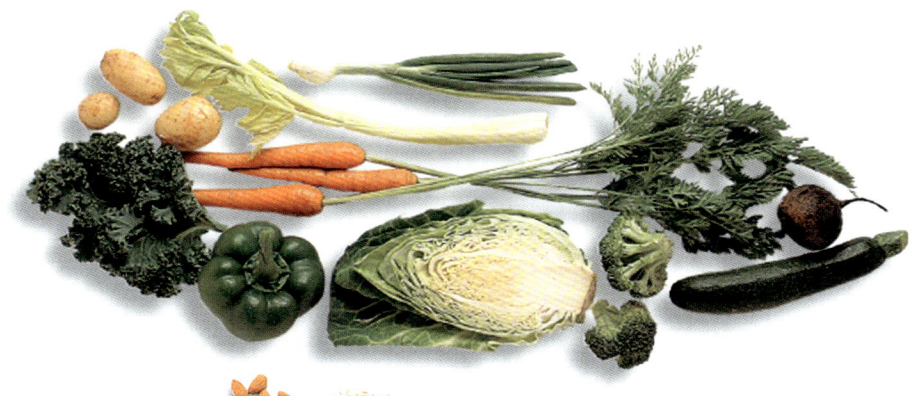

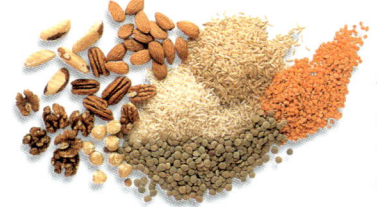

균형을 맞추는 음식

채식주의자 식단이 점차 대중들의 인기를 얻고 있는데 여기에 견과류와 콩류를 많이 넣어 단백질 섭취량을 늘려라.

좋은 음료

과일이나 야채를 즙을 내거나 믹서로 갈아 마시면 비타민 섭취량을 크게 늘릴 수 있다. 다음과 같이 혼합하여 마셔 보자.

- 바나나와 키위
- 레몬과 바나나
- 당근과 사과
- 오이와 셀러리
- 무와 오이

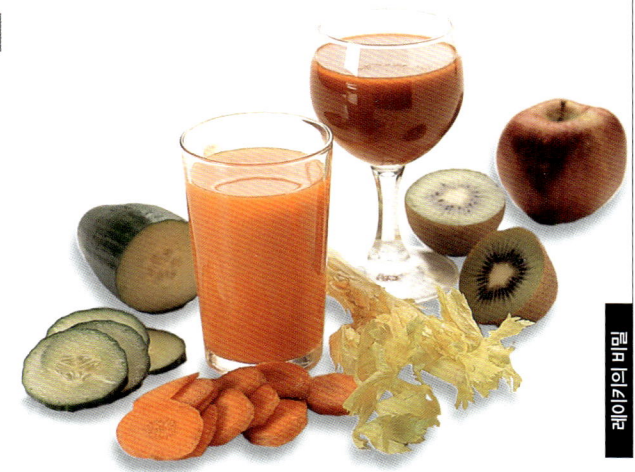

활력 프로그램

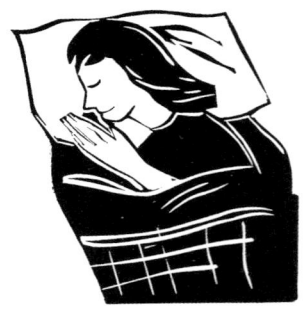

달콤한 꿈
레이키는 우리가 문제를
극복하고 건강에 필수적인 숙면을
취하는 것을 도와준다.

활력을 위한 프로그램은 건강한 식단 따르기, 물 많이 마시기(앞 페이지 참조), 운동, 잠, 피부 브러싱 등의 여러 가지 요소로 구성된다. 매주 혹은 매달, 하루는 금식을 원할 수도 있다. 레이키는 독성을 제거해 주고 숙면을 도와주기 때문에, 매일 레이키 자기 힐링을 하는 것도 잊지 마라(140~141페이지 참조).

1주, 또는 2주만이라도 이 모든 요소를 당신의 삶에 적용하면 큰 이익을 얻을 것이다. 활력 프로그램을 시작할 때, 특히 그것이 현재 생활방식에 큰 변화를 준다면 사회적, 업무적 부담감이 많지 않을 시기를 선택하라. 의사와 상담하는 것도 잊어서는 안 된다.

운동과 잠

당신에게 적합한 운동을 선택하고 가능하면 신선한 공기가 있는 곳에서 운동하라. 일주일에 세 번, 최소 20분씩 운동해야 한다. 요가나 명상, 이완 운동을 생활에서 활용하면 마음을 안정시키고 스트레스를 완화시키는 데 도움이 될 수 있다 (다음 페이지 참조).

매일 밤 같은 시간에 잠자리에 들려고 노력하고 자는 시간을 거의 동일하게 맞추어라. 짧은 자기 레이키는 숙면에 큰 도움이 될 수 있다(134~135페이지 참조).

피부 브러싱

목욕하기 전에 부드러운 솔로 피부를 기분 좋게 솔질하라. 전체 몸 위를 심장을 향해 위쪽으로 움직이면서 솔질한다. 피부 브러싱은 순환을 자극하고 신경계의 원기를 회복시킨다. 이는 수백 개의 신경이 피부로 이어지기 때문이다. 또한, 피부 브러싱을 통해 죽은 표피와 다른 불순물을 제거함으로써 땀구멍을 막힘없이 열어 주고 피부의 노폐물 배출 능력을 향상시킬 수 있다. 피부 브러시는 혼자만 사용해야 하므로 다른 사람에게 빌려 주지 않는다.

해독에 대한 지침

당신의 체계를 정화하고 활력을 불어넣기 시작하면, 독성이 신체에서 빠져나가면서 발진이 생길 수 있다. 하지만 곧 피부가 깨끗해지고 눈이 더 밝아질 것이다.

하루나 이틀 연속해서 과일이나 야채를 하나 먹고 하루에 최소 물 여덟 잔을 잊지 말고 마신다면 신체가 빠르게 해독될 수 있다. 단식은 의료 감독 하에서만 진행하라.

삶의 질

건강한 삶은 곧 수월한 삶이다. 숙면과 좋은 음식, 좋은 활동, 충분한 물만 있다면 당신의 에너지 레벨은 상승할 것이다.

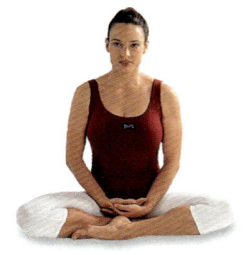

평온함 되찾기
이완 운동을 시작하기에 앞서
5분간 침착하게 심호흡을 하라.

이완 운동

많은 사람이 보다 적게 호흡하거나 너무 얕게 호흡한다. 이런 사람들은 가슴 부분이나 목 바로 아래에서 숨을 쉬는데, 숨은 복부와 횡격막으로부터 쉬는 것이 좋다. 아기나 어린아이들은 자연스럽게 이렇게 숨을 쉰다. 숨을 들이쉴 때 배가 올라가고, 숨을 내쉴 때 배가 내려간다. 우리는 자라면서 성급하고 불안한 숨쉬기 습관을 익히게 된다.

호흡법 배우기
가수들은 아이들처럼 복부로
호흡하는 법을 배운다. 복부로 숨을 쉬면
차분함과 편안함을 느낄 수 있으며,
스트레스 쌓이는 하루 동안
자신의 균형 감각을 회복할 수 있는
탁월한 방법이 될 수 있다.
그저 어깨에 긴장을 푼 채 서서
숨이 배에서 천천히 밖으로 나오는 것을
느껴라. 동시에 횡격막과 흉곽이
확장되는 것을 느껴 보아라.
잠시 숨을 멈추었다가
아주 천천히 숨을 내쉬어라.

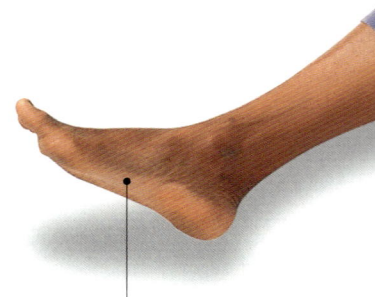

발부터 이완 운동을
시작한다. 두 발의
긴장을 풀면서 양쪽
바깥쪽으로 뻗는다.

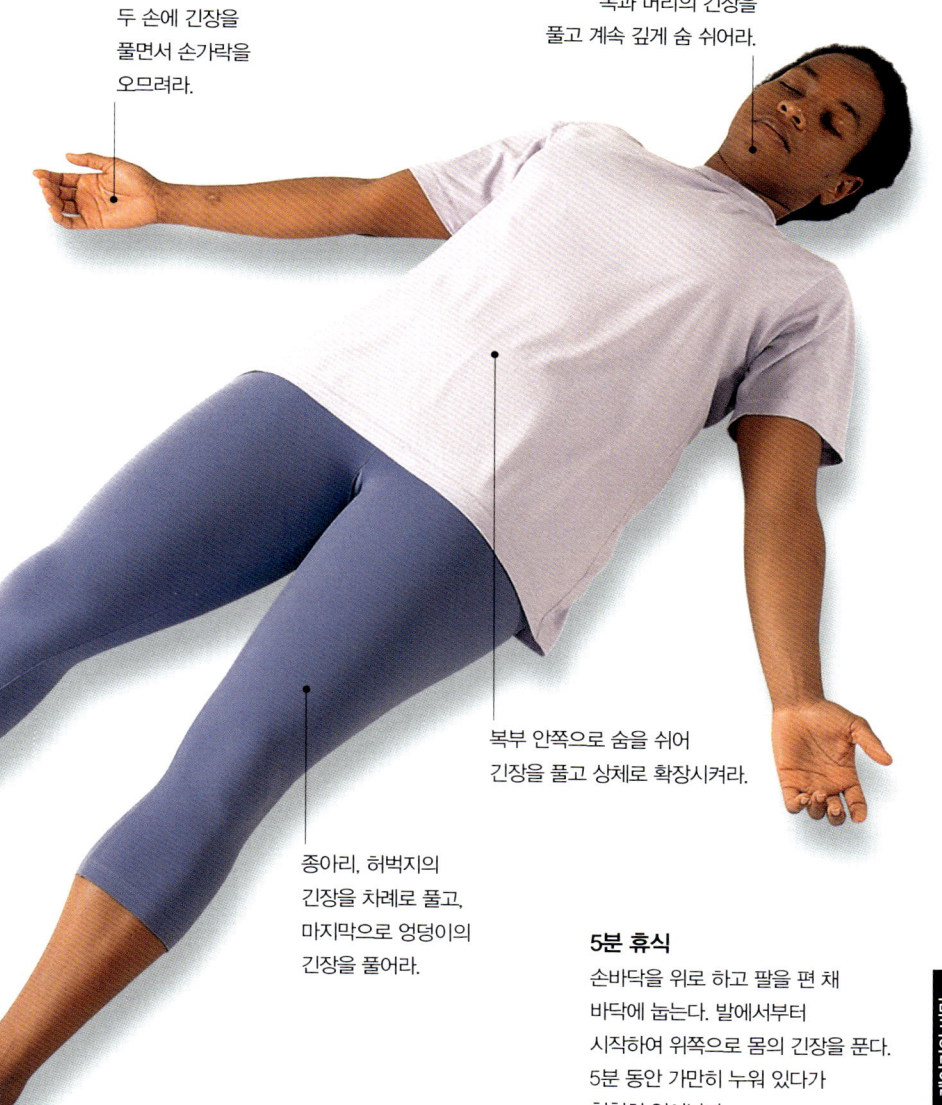

두 손에 긴장을 풀면서 손가락을 오므려라.

목과 머리의 긴장을 풀고 계속 깊게 숨 쉬어라.

복부 안쪽으로 숨을 쉬어 긴장을 풀고 상체로 확장시켜라.

종아리, 허벅지의 긴장을 차례로 풀고, 마지막으로 엉덩이의 긴장을 풀어라.

5분 휴식
손바닥을 위로 하고 팔을 편 채 바닥에 눕는다. 발에서부터 시작하여 위쪽으로 몸의 긴장을 푼다. 5분 동안 가만히 누워 있다가 천천히 일어난다.

다른 테라피를 향상시키는 레이키 효과

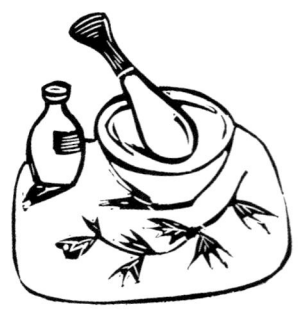

효과의 증진
오일과 허브 에센스에 레이키를 주면 에너지가 고취되고 힐링 효과가 향상될 것이다.

레이키를 사용한다고 하여 당신이 이미 유용하다고 판단한 다른 보완적인 테라피의 효과를 얻지 못하는 것은 아니다. 많은 테라피스트가 레이키를 사용해 테라피의 본질을 향상시킨다. 전통적인 의료 행위에 사용되는 치료의 부작용으로부터 보호하는 데에도 레이키를 이용할 수 있다. 예를 들어, 레이키는 수술에 대한 긴장을 풀어 주고 준비할 수 있도록 도와준다. 간단히 말해 레이키는 약초로 만든 약물이나 의약품의 효과를 향상시킨다.

치료를 시작하기 전에 자신에게 레이키를 주면 그 효과를 증진시킬 수 있다. 다른 형태의 치료를 시작하기에 앞서 자신에게 레이키를 주고자 한다면 치료사에게 당신이 하려는 일을 알려 주는 것이 예의에 맞는 일이다.

레이키는 테라피스트나 다른 치료사들이 환자를 치료하는 동안 자신을 지탱시켜 줄 부가적인 체력과 힘, 인내를 제공한다.

아로마테라피와 마사지

아로마테라피 오일을 사용하기 전에 레이키를 주면 힐링 에너지를 불어넣을 수 있다. 약초나 꽃 요법 역시 레이키를 주어 그 효과를 향상시킬 수 있다.

마사지나 지압의 경우 뭉쳐 있는 부위에 레이키를 줄 수 있다. 마찬가지로 일부 접골사나 척추 지압사는 문제가 있는 부위에 레이키를 준다.

크리스탈 힐링

크리스탈은 에너지를 증진시키고 집중시켜 에너지가 막혀 있는 특정 부위를 힐링할 수 있다. 때로는 크리스탈 힐링을 시작할 때 레이키를 사용해 장애의 근본 원인을 힐링하기도 한다.

최면 요법

최면을 하기 전에 레이키의 첫 다섯 개 포지션을 이용하면 최면에 걸리는 시간을 단축할 수 있다. 긴장이 완전히 풀린 최면 상태와 레이키 간에는 유사한 점이 많다.

마찬가지로 명상, 주문, 노래 모두 레이키와 결합하여 효과를 볼 수 있다. 레이키의 이완 효과는 긴장을 풀고 숨을 깊게 하는 데 도움이 된다.

조화성

레이키는 다른 모든 치료의 힘, 에너지와 결합하고 향상시키는 능력이 있다. 레이키는 또한 명상에 더욱 집중할 수 있게 만들어 준다.

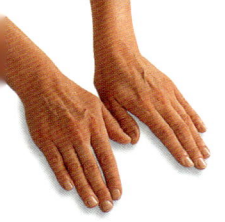

긴장의 이완
두 손을 쭉 펴 긴장을 풀어 주어라. 이것은 어깨, 팔, 목에도 효과가 있다.

특별 스트레칭

요가나 태극권, 기공 등의 특정 실행법은 시스템을 통한 에너지의 흐름을 향상시키는 작용을 한다. 그러므로 이러한 실행법을 정기적인 레이키 힐러와 함께 수행하면 최고의 효과를 얻을 수 있다. 그러나 이러한 실행법을 일상적으로 사용할 시간이 없다면 다음의 빠른 스트레칭으로 당신의 전반적인 에너지 흐름을 개선하도록 하라.

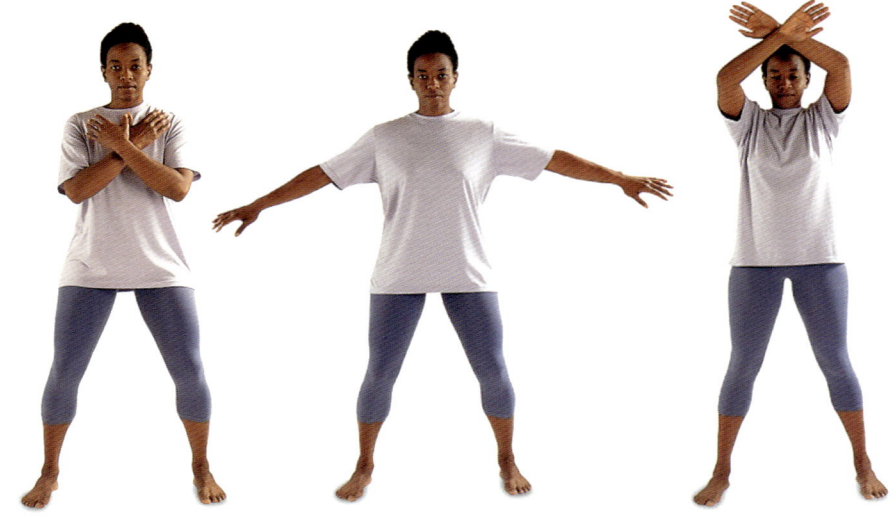

팔 뻗기
1 편하게 서서 발을 벌리고 무릎을 약간 구부린다. 양손을 가슴 앞쪽에 교차시킨다. 숨을 들이쉰다.

2 팔을 몸에서 멀어지게 아래쪽으로 내리면서 숨을 내쉰다. 다시 손을 앞으로 교차시키고 2회 더 반복한다.

3 숨을 들이쉬고 손을 머리 위로 교차하여 들어 올린다. 팔을 아래로 내리면서 숨을 내쉰다. 3회 반복한다.

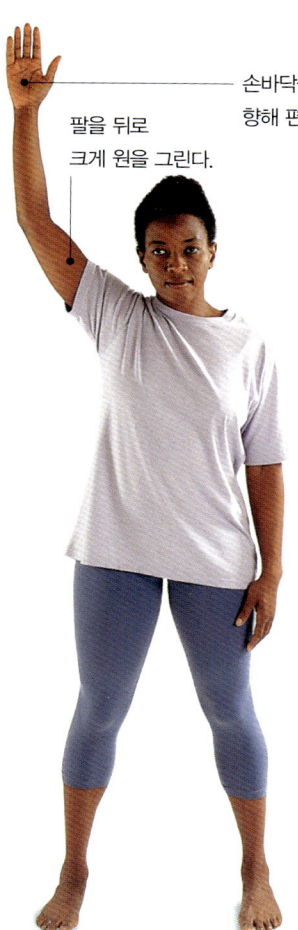

팔을 뒤로 크게 원을 그린다.

손바닥을 앞쪽을 향해 편다.

측면 스트레칭

똑바로 서서 어깨의 긴장을 풀고 턱을 든다. 천천히 오른쪽으로 구부리면서 손을 다리 아래로 내린다. 목, 허리, 상체의 왼쪽 측면을 스트레칭한다. 잠시 그대로 멈춘다. 천천히 서 있는 자세로 돌아와 휴식을 취한다. 반대쪽으로 과정을 반복한다. 전체 과정을 몇 회 더 반복한다.

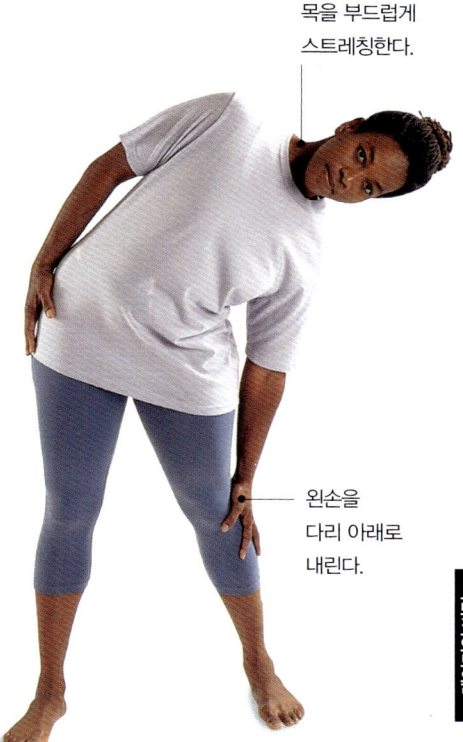

목을 부드럽게 스트레칭한다.

왼손을 다리 아래로 내린다.

어깨 돌리기

한쪽 팔을 머리 위로 올리고 뒤로 부드럽게 흔든다. 반대편 팔로 반복한다.

명상

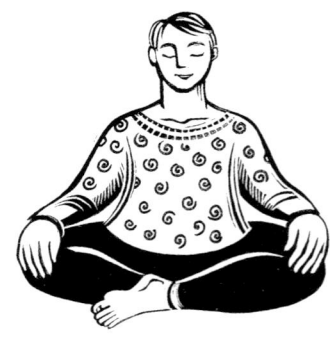

긴장 풀기
숨을 들이쉬면서 조용히 "긴장"이라고 말하고, 숨을 내쉬면서 조용히 "풀기"라고 말한다. 이 과정을 약 10분간 반복한다.

명상의 효과는 주로 정신 집중과 마음의 안정에 있다. 레이키 수행은 그 자체가 거의 명상의 형태를 띠며 유사한 점도 많다.

 일상생활에서 명상을 활용하면 마음을 안정시키고 신체를 진정시키며 영혼을 충전시킬 수 있다. 매일 아침 5분이라도 명상을 하면 편안한 마음으로 하루를 시작할 수 있다. 많은 사람이 레이키에 어튠한 후 의식적으로 더 적게 노력하고도 더 깊고 더 편안하게 명상할 수 있게 되었다고 말한다. 명상에 익숙한 힐러나 리시버라면 조용한 레이키 힐링 시간이 덜 낯설 것이다.

초점

명상을 하려면 불을 켠 양초나 꽃과 같이 앞에 있는 하나의 물체에 초점을 맞추고 숨을 들이쉬고 내쉬는 것에 집중해야 한다. 하나의 초점을 선택하고 명상하는 시간 동안 이 초점에 집중하는 것이 가장 좋다. 많은 사람이 알람을 설정하여 시간이 얼마나 지났는지 생각하지 않고 수행에 집중할 수 있도록 하는 것이 도움이 된다고 한다.

에너지 장애물 제거하기

레이키 세션에 명상을 활용하면 에너지 장애물을 없애는 데 도움이 될 수 있다. 힐링을 주거나 받는 동안 눈을 감고 특정 부위에 집중하면, 우주 에너지를 모으고 이 에너지를 가장 필요한 곳으로 보내는 데 도움이 된다. 특정 신체 부위는 다른 부위와 비교해 거의 에너지를 끌어들이지 못할 것이다. 때때로 힐러나 리시버는 손이나 특정 부위에 온기를 느끼기도 한다. 이것은 리시버가 많은 에너지를 빨아들이고 있다는 증거이다. 마찬가지로 어느 부위는 욱신거리고 다른 부위는 전혀 느낌이 없을 수도 있다.

어떤 장애물을 감지하면 당신이 이 막혀 있는 에너지를 움켜잡고 몸에서 이것을 끄집어낸다고 상상하라. 이렇게 하면 막혀 있는 부위를 없애고 에너지가 다시 원활하게 흐를 수 있도록 도와줄 것이다.

마음 정화하기

명상을 하기 전에 원치 않는 생각을 없애는 간단한 방법을 이행하라. 단순히 머리와 손을 부드럽게 흔들면서 마음속에 있는 말들을 소리 내어 말하기만 하면 된다.

평정

명상을 하기 전에 다음과 같이 확신하도록 하라. "나는 고요하고 내 주변은 모두 조용하다. 나는 평정을 주고받고 있다."

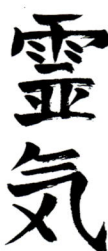

주변의 모든 에너지
레이키라는 말의 의미인
생명력을 시각화하여 대기의
에너지를 빨아들여라.

시각화

수많은 방법으로 시각화 기술을 이용할 수 있다. 근심을 줄이고 마음속에 고요함을 채우기 위해 아름다운 장면을 상상할 수 있다. 혹은 통증이 있는 신체 부위가 치유의 황금빛을 받고 있다고 상상할 수도 있다. 이 기술을 활용하는 방법에는 여러 가지가 있다. 고요한 장면을 상상하여 숙면에 도움이 되도록 시각화를 이용하는 것도 좋다.

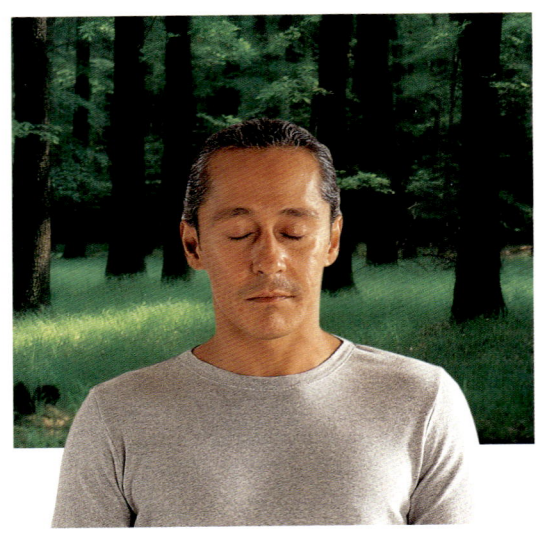

마음속 여행
긍정적인 그림을 그리고
이 그림을 마음속에 간직함으로써
당신이 간절히 바라는 상황을
시각화할 수 있다. 이 기술을 이용해
인생의 혼란기에 차분한 장면을
연상할 수 있으며 아픈 부위가
회복되는 상상을 하면서 질병과
싸울 수 있다. 평범한 행복을 위해
레이키 상징에 집중하거나 당신에게
영감을 주는 사람을 마음속에
그려 볼 수도 있다.

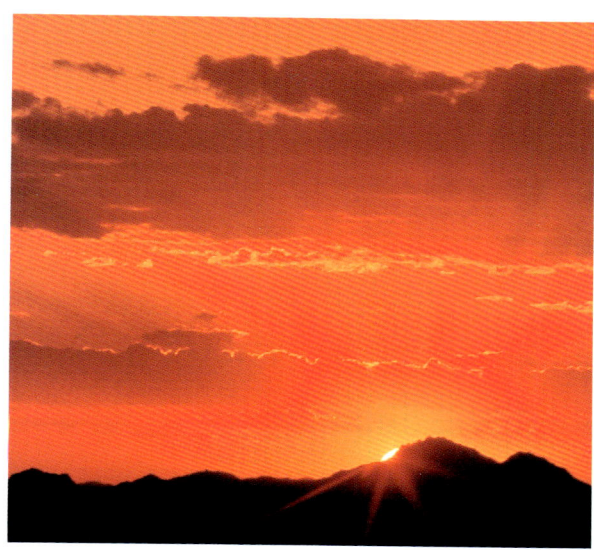

아름다움의 본질
마음속에 꽃을 상상하면서
10분간 조용히 앉아 있어라.
각각의 꽃잎을
찬찬히 들여다보라.

수평선의 희망
웅장한 일출의 모습은
괴로운 마음을 진정시켜 준다.
각기 다른 색상을 바라보라.

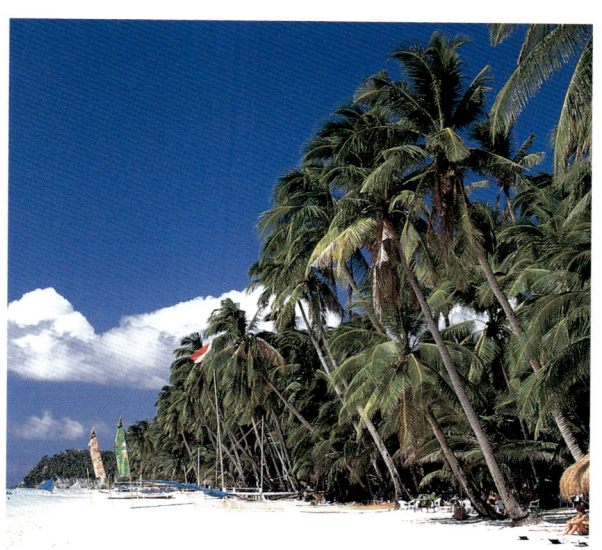

눈을 감아라
열대의 햇살이 내리쬐는
해변을 마음속으로 상상하면서
화나 좌절감을 진정시켜라.

확언

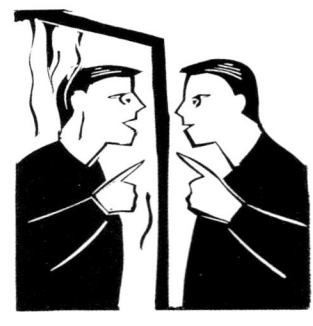

당신의 힘을 확언하라
당신이 선택한 확언을 매일
거울 앞에서 반복하여
그 가능성을 강화시켜라.

확언을 이용하면 당신이 정말 원하는 것을 결정하고 분명히 밝히는 데 도움이 된다. 이 확언을 반복하면 당신이 원하는 인생에 도달할 수 있다. 확언은 동기를 강화시키고 에너지를 인도하며 당신이 한 결정을 강화시켜 주기 때문이다.

   자신과 타인 모두를 위해 확언을 사용할 수 있다. 예를 들면 레이키 힐링을 받을 때 당신이 선택한 적절한 확언을 생각할 수 있다. 다음은 당신이 활용할 수 있는 몇 가지 긍정적인 확언이다.

- 나는 잘 지내고 있어.
- 나는 완전하고 안전해.
- 빛과 사랑이 나/당신에게 넘쳐나고 있어.

어떤 힐러들은 확언이 시각화 기술을 말로 표현한 것이라 생각한다. 당신이 원하는 상황을 그림으로 상상하기보다는 이것을 간단한 어구로 묘사하여 최소 하루에 한 번씩(하루에 최소 세 번이 좋다) 자신에게 반복한다.

   반복과 강화의 기술은 긍정적 사고 치료의 귀중한 수단이며 많은 사람이 이것이 효과가 있다고 믿는다. 당신이 해야 할 일은 연습이 전부이다. 한 힐러가 설명한 것처럼 당신은 이미 카드를 들고 있으며 이제 이것을 즐기기만 하면 된다.

확언 선택하기

먼저 당신이 원하는 목표를 결정하고 당신에게 개인적인 의미가 있을 각각의 목표에 대한 간단한 확언을 생각하라. 목표는 다음과 같이 정할 수 있다.

- 다른 사람에게 친절하기
- 부모님 돌보기
- 금연하기
- 일에 좀 더 몰두하기
- 아이들에게 친절하게 대하기
- 가족과 더 많은 시간 보내기
- 자신감 향상시키기
- 다른 사람에 대한 나쁜 마음 버리기
- 다른 사람의 불행 없애기

자신감 향상시키기

이것을 목표로 선택했다면 다음과 같은 확언을 생각할 수 있다.

- 나는 친절한 사람이다.
- 나는 매력적인 사람이다. (당신이 가진 매력적인 성격과 신체적 특징을 명시한다.)
- 나에게는 친구들이 있다.
- 가족들이 나를 사랑한다.

거울 앞에 서서 이런 확언을 매일 반복해서 말하면 자신감을 향상시키는 데 도움이 될 것이다.

오늘 하루 동안…

하루 동안만 화내지 말고, 걱정하지 말고, 정직하게 생활하며, 노인을 공경하고, 모든 살아 있는 것에 감사하라.

레이키의 향상

레이키에 대한 당신의 이해가 깊어지고 강화되며 레이키가 점차 당신의 생활방식의 중심이 되면서, 지속적으로 배우고 싶다는 생각이 들 수 있다. 1단계 레이키는 레이키 에너지를 받을 수 있도록 신체를 열어 주므로 당신이 그 효과를 대부분 흡수하고 만들 수 있기까지 얼마간의 시간이 필요할 것이다. 이 기간은 정신과 감정, 영혼을 열어 주는 더 높은 단계로 가기 위한 중요한 준비 기간이다. 레이키에 대해 더욱 깊이 이해하는 것은 특히 레이키 마스터가 되기 위해 교육받고자 하는 사람이라면 몇 달, 몇 년을 가장 유용하게 활용할 수 있는 여정이자 발전이 될 것이다.

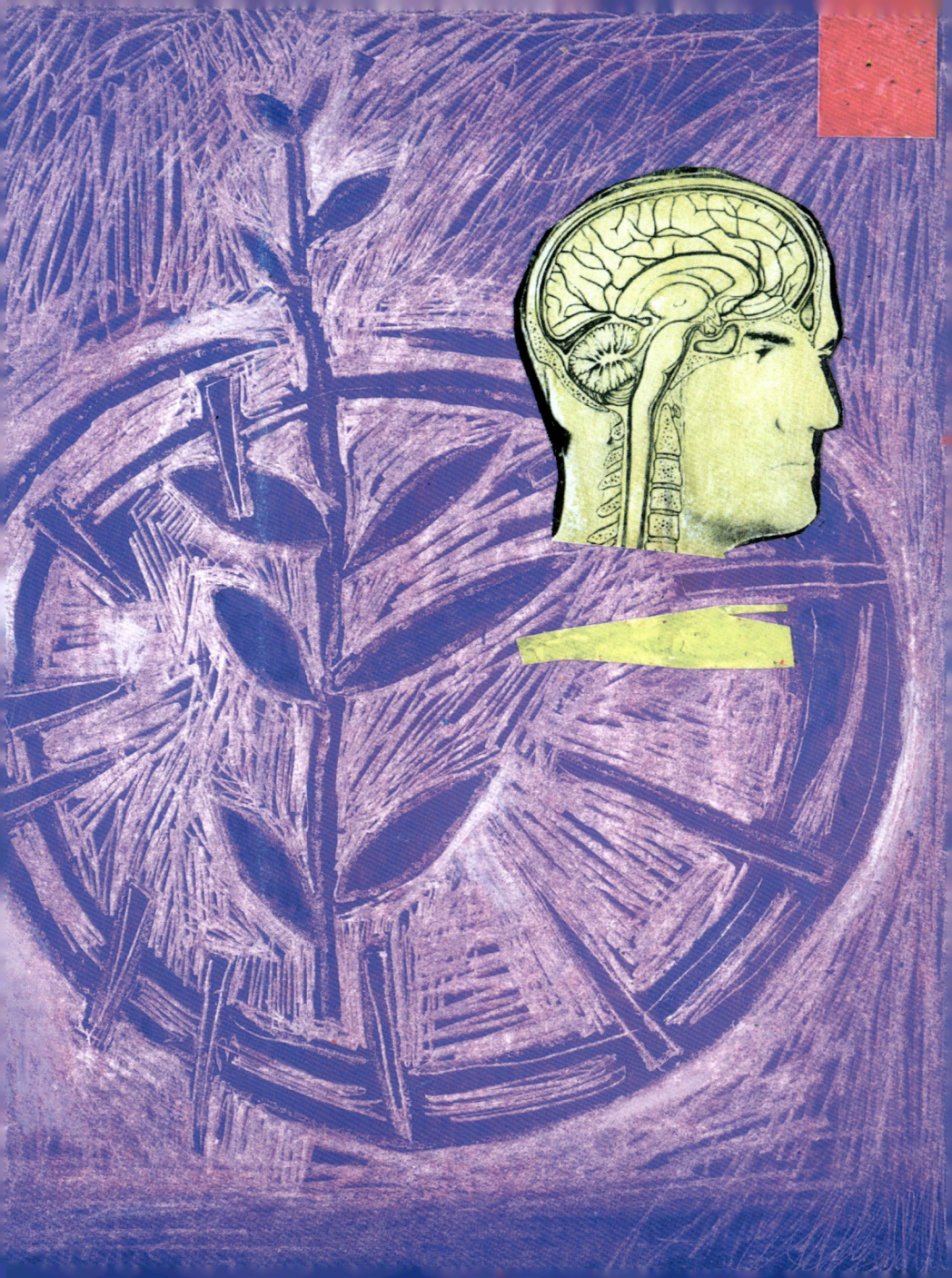

1단계에서 2단계로의 전환

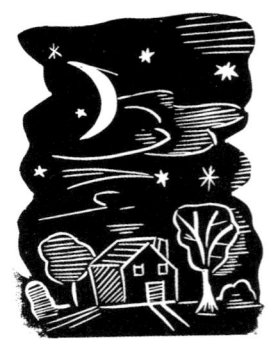

저 높은 별을 향해
1단계 레이키를 흡수한 사람이라면 계속 앞으로 나아가고 싶을 것이다.

당신이 첫 네 가지 어튠먼트를 받고 1단계 레이키를 이해했다면 더 높은 단계로 발전할 수 있을 것이다. 그러나 1단계에서 2단계로 나아가기 전에 최소 석 달간은 규칙적으로 레이키를 수행해야 한다. 많은 마스터가 6개월 동안 1단계의 레이키 여정을 이해할 수 있다면 좋을 것이라고 생각한다. 특히 힐링을 더욱 깊이 이해해야 하는 치료사로서 레이키를 수행하고자 한다면 더욱 그렇다.

배운 내용을 소화하고 활용하는 방법은 당신에게 달렸다. 많은 레이키 마스터가 매일 레이키로 당신 자신을 힐링할 것을 권장한다. 하루 동안 활력을 불어넣기 위해 아침마다 자신에게 짧은 힐링을 주고 밤에는 숙면을 취하기 위해 힐링을 준다면 레이키를 일상생활에 활용하는 훌륭한 방법이 된다.

일주일에 한 번, 혹은 할 수 있다면 더 자주 자신에게 전체 힐링을 주기 위해 따로 시간을 마련해 두는 것도 바람직하다. 친구와 친척들, 애완동물에게 정기적으로 레이키를 수행하면 주변 사람들이나 동물에게 이로울 뿐만 아니라 레이키에 대한 당신의 이해를 증진시키고 에너지의 흐름을 향상시키는 데에도 도움이 될 것이다.

일반적으로 1단계 레이키를 수행한 기간이 더 길수록 2단계 레이키를 배울 때 이를 더욱 폭넓게 활용할 수 있을 것이다. 레이키의 기본 기술을 발전시키는 데 충분한 시간을 투자한다면 2단계 레이키의 힘과 우주, 자아에 대해 더 깊이 이해할 준비를 철저히 마치는 데 도움이 될 것이다.

개인의 선택

당신이 반드시 1단계에서 2단계로, 혹은 2단계에서 3단계로 발전해야 한다고 말할 수는 없다. 1단계의 레이키 힐링을 배우고 활용할 수 있다는 것에 만족하지만 더는 진도를 나가고 싶어 하지 않는 사람들도 많다.

한 단계에서 다음 단계로 이동하는 것은 자신과 레이키에 대한 엄청난 헌신이 필요한 개인의 결정이다. 스스로 더 발전하고 싶은지, 레이키가 자신을 위한 올바른 방법인지는 당신만이 알 것이다.

일상적인 것들에 대한 믿음

레이키를 믿으면 자신을 믿는 방법을 배우게 될 것이다. 당신의 이해력이 계속 성장할 수 있도록 레이키를 매일 활용하라.

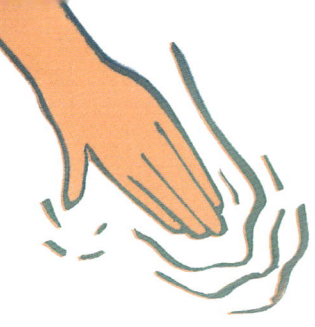

더욱 강한 흐름
많은 사람이 2단계 레이키를 배운 후
힐링할 때 손의 열기가 더 뜨거워진 것을 느낀다.

더욱 깊은 힐링

2단계 어튠먼트는 에너지 진동을 강화시키며 당신의 의식이 더 높은 수준이 되도록 당신을 열어 준다. 2단계 레이키를 배운다는 것은 존재의 정신적, 감정적 단계에 작용한다는 것을 의미한다. 계속 자신을 힐링하면서 타인을 힐링할 능력을 심화시킨다. 2단계 레이키를 통해 학생들은 멀리 떨어져 있어서 손을 대고 힐링할 수 없는 사람들에게로 레이키 힐링을 확대시킬 수 있다.

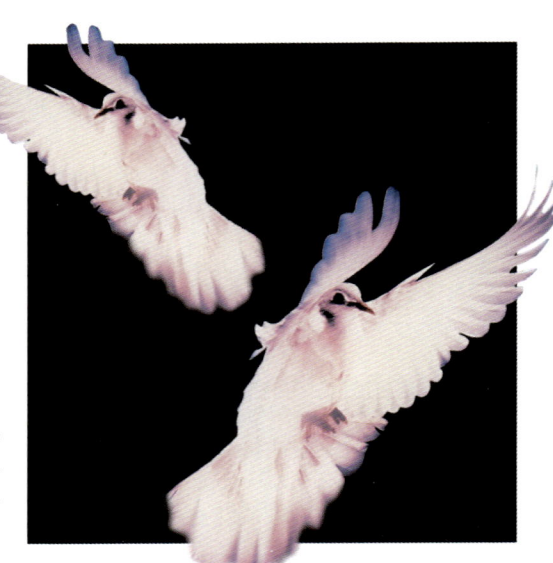

평화의 비둘기
하늘을 자유롭게 미끄러지듯
움직이는 비둘기의 날개는
레이키의 힘과 방향을
나타낸다.

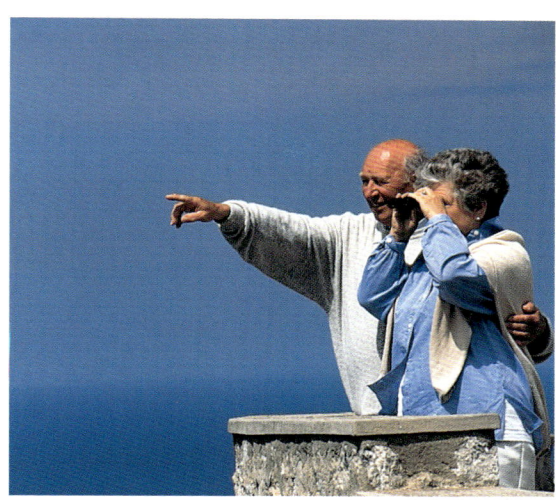

시야의 확장
2단계 레이키는 당신의 인식 범위를 확대시키고 전 세계의 사람들뿐만 아니라 상황, 관계, 삶의 사건들 (수술, 면접, 운전시험 등), 심지어 장소에도 힐링 에너지를 확장시키도록 도와준다.

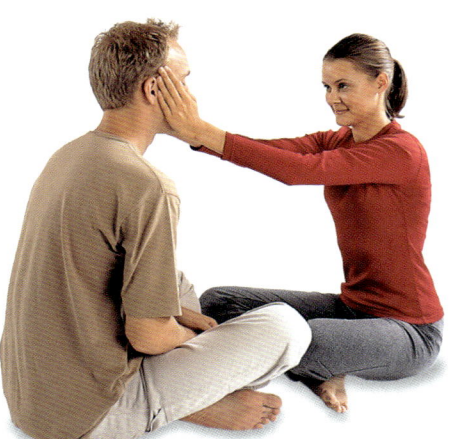

더 깊이 나아가기
2단계 레이키를 받은 후에는 당신의 힐링의 깊이가 더 깊어졌음을 깨닫게 될 것이다.

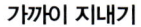

가까이 지내기
원격 힐링 요법을 이용하면 사랑하는 사람과 떨어져 있더라도 이들과 계속 연결될 수 있다.

원격 힐링

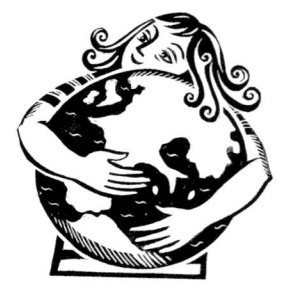

지구 껴안기
원격 힐링에는 한계가 없다.
당신은 전 세계에
레이키 힐링을 보낼 수 있다.

원격 힐링은 손을 대고 힐링할 수 없을 때 사람들을 도울 수 있는 강력한 방법이다. 그러나 다른 레이키 힐링과 마찬가지로 힐링을 보내기 전에 리시버의 허락을 구해야 한다. 포지션을 대체하기 위해 사진이나 당신 자신의 신체를 활용하여 전체 힐링과 동등한 레이키 힐링을 보내려 할 수 있다. 힐링에 도움이 될 에너지적인 피드백을 받을 수 있다는 면에서 당신의 신체를 활용하는 것이 더 좋다. 더 간단한 방법은 한 사람에게 집중하여 몇 분 동안 그 사람을 생각하는 것이다. 이때, 신성한 레이키(2단계) 상징을 시각화하고 만뜨라를 반복해야 한다(74페이지 참조). 이 방법을 이용해 레이키를 어떤 상황이나 장소로 보낼 수도 있다.

부정적인 이슈나 특정 문제를 레이키로 힐링하기 위해 종이에 문제를 적어 볼 수 있다. 차분히 앉아서 몇 분 동안 이 작업에 집중한다. 이때도 상징과 만뜨라를 이용해야 한다. 그런 다음 종이를 금속이나 다른 방화 접시에 놓고 불을 붙인다. 종이가 탈 때 긍정적인 힐링을 원하는 상황에 보내는 것에 집중한다.

그룹의 힘

한 그룹의 레이키 힐러와 함께 원격 레이키를 보내면 그 효과를 증폭시킬 수 있다. 그룹이 같은 장소에 있다면, 원을 그리고 앉아 손바닥이 밖으로 향하게 하여 손을 위로 올린다. 모든 힐러가 레이키를 보내고 있는 사람의 이름이나 상황의 명칭을 알고 있어야 한다. 혹은 힐링할 사람이나 상황을 나타내는 사진이나 사물을 그룹 중앙에 놓을 수도 있다. 그룹의 각 힐러는 몇 분 동안 조용히 리시버에게 집중한다. 모든 힐러가 자기 자신에게 힐링을 보내는 것으로 세션을 끝내고 그룹 에너지의 혜택을 얻을 수 있다.

공유 그룹

많은 2단계 학생이 특히 도움이 필요한 사람들에게 원격 힐링을 보내기 위해 레이키 공유 그룹을 구성한다. 멤버들이 함께 모일 수 없다면 "전화 트리(telephone tree)"를 이용해 한두 명의 다른 회원에게 도움이나 지원을 전달하도록 한다. 각 멤버는 정해진 시간이나 리시버가 편안한 시간에 동의한 리시버에게 원격 힐링을 보낸다.

마음의 연결

곁에 없으면 그리운 마음은 더욱 커진다. 원격 힐링을 통해 멀리 떨어져 있는 사람도 가까이 있는 듯 느낄 수 있다.

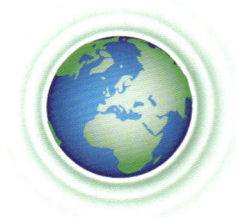

세계의 공용어
레이키는 전 세계에 잘 알려져 있는 촉감과 본능, 에너지라는 언어를 사용한다.

경계의 확장

원격 힐링을 배우면 신체적, 정신적 경계를 확장하여 당신이 필요성을 느끼기도 전에 혹은 다른 사람과 멀리 떨어져 있을 때에도 도움을 줄 수 있다. 2단계 레이키는 정신적, 감정적 단계에 효과가 있으므로, 정신적 장애물을 느슨하게 하고 의사소통 능력을 개선하는 기회가 된다. 그룹 힐링은 이 과정의 중요한 부분이다.

힐링을 위한 목록
원격 힐링을 보내고 싶은 사람이 여럿 있다면, 종이에 이들의 이름을 적어 보길 바란다. 그런 다음 집중하여 종이에 적힌 사람들 모두에게 힐링을 보낼 수 있다. 어떤 사람은 레이키 에너지로 가득 찬 상자에 이 목록을 보관하여 효과를 높이기도 한다.

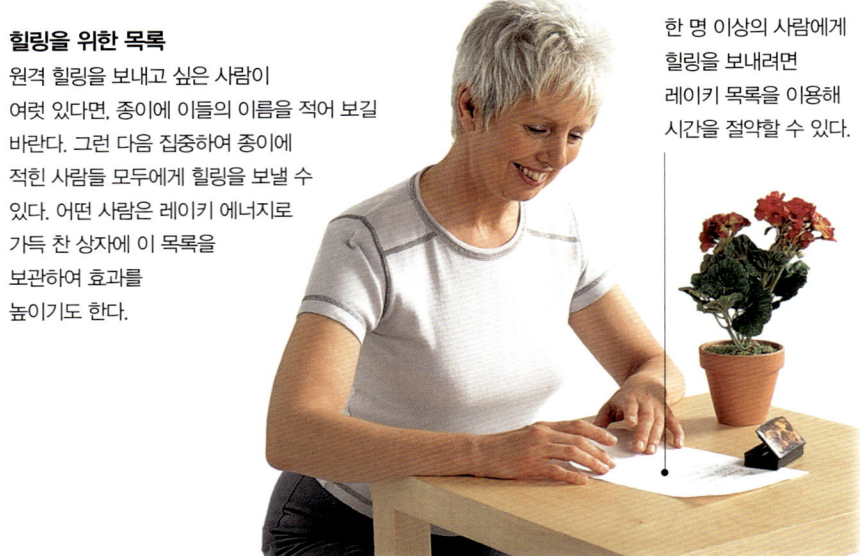

한 명 이상의 사람에게 힐링을 보내려면 레이키 목록을 이용해 시간을 절약할 수 있다.

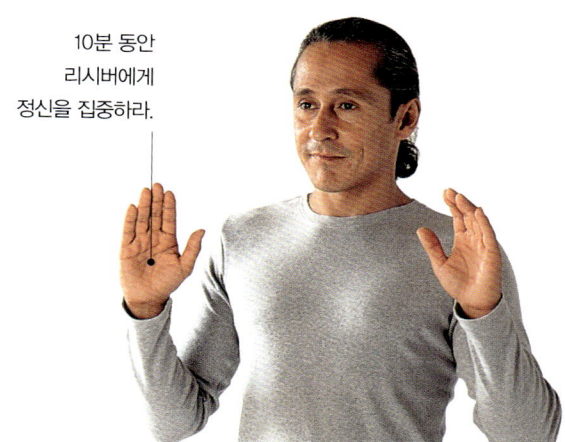

10분 동안 리시버에게 정신을 집중하라.

홀로 혹은 함께

2단계 레이키를 통해 당신의 힐링 기술을 발전시키고 다른 사람과 함께 힐링을 보내기 위해 협력하는 방법을 알 수 있다. 그룹은 원격 힐링이나 손을 대고 하는 힐링 중 적합한 것을 선택해 집중한다. 두 경우 모두 힐링 과정을 강화시킬 수 있다.

그룹이 이용할 수 있는 차분하고 안전한 장소를 마련하라.

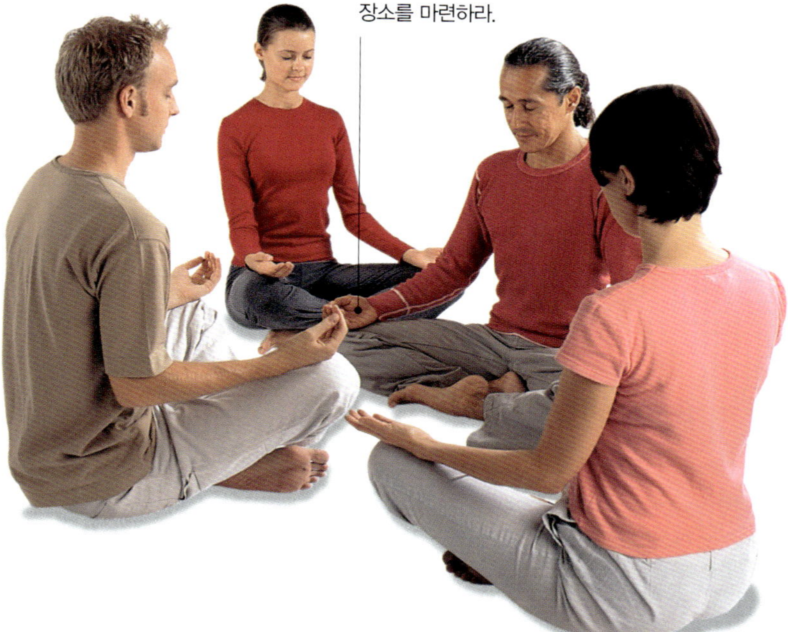

그룹 힐링

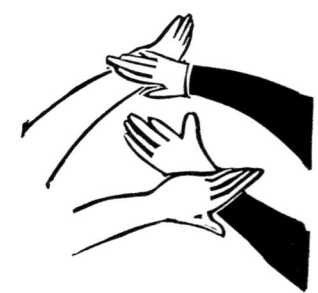

영적인 힘의 증가
힐러인 친구들은 그룹 레이키를 통해 영적으로 크게 충전되는 것을 자주 느낀다. 한 명 이상의 힐러와 협력하는 기술은 2단계 수업에서 한 명의 리시버를 두고 여러 명의 학생이 함께 배운다.

이론적으로 숫자에 상관없이 한 명의 참여자에게 손을 대고 하는 힐링을 줄 수 있다. 하지만 일반적으로 2~20명의 힐러를 이용할 때 가장 효과가 좋다. 한 명 이상의 힐러를 이용하면 리시버에게 더욱 강렬한 경험을 주는 동시에 힐링의 속도를 높이고 그 효과를 증폭, 심화시키는 듯하다. 일부 마스터들은 힐러의 숫자에 비례해 힐링의 강도가 배가된다고 말한다. 예를 들어, 4명의 힐러로부터 10분간 힐링을 받으면 한 명의 힐러로부터 40분간의 힐링 세션을 받는 것과 동등한 효과가 있다.

그룹 힐링 주기

여러 명의 힐러와 함께 힐링을 하는 경우, 각 힐러가 세션 동안 한 부위에 집중할 수 있다. 힐러가 몇 명 되지 않으면 세션 동안 한 명의 힐러가 신체의 여러 부위로 손을 움직여야 할 것이다. 각 힐러가 담당할 부위와 모든 힐러가 동시에 부위를 바꿀 수 있는 신호를 미리 결정하는 것이 가장 좋다.

힐링을 시작하기 전 몇 분 동안 시간을 가지며 모든 참여자가 편안한지 확인한다. 어떤 사람들은 함께 짧은 명상을 하여 그룹과 그 에너지를 집중시키는 것을 좋아한다. 그러나 힐링에는 차분하게 만드는 효과가 있기 때문에 이 과정이 반드시 필요한 것은 아니다.

리시버의 힐링 받기

힐러는 특히 수행을 시작할 시기에는 친구, 가족에게 많은 힐링을 주곤 한다. 마음이 맞는 사람들로부터 힐링을 받으면 강한 평온함과 힐링 효과를 얻을 수 있다. 많은 레이키 지지자들이 이런 방법으로 힐링을 교환하는 것을 좋아하며, 그룹에 참여하는 것이 레이키 에너지를 이용하는 고무적인 방식임을 깨닫는다.

사례

샌디 레어 셔프리는 존경받는 레이키 마스터로 십 년 이상 수행과 교습을 계속해 왔다. 한 번은 레이키 복습 수업을 했는데 17명의 학생 중 8명이 2단계 레이키 수업도 함께 들었다. 햇살이 몹시 뜨거웠던 세례 요한 축일(Midsummer's Day)에 샌디는 정원의 벤치에 누워 그룹 힐링을 받고 있었다. 34개의 손이 그녀 위에 놓여 있었다. 샌디는 마치 자신이 "죽어 천국에 간" 느낌이었다고 말한다. "손을 대고 하는" 힐링은 어린 시절에 겪었던 고통과 외로움, 화를 한 번에 모두 치료하는 세상의 포옹과 같은 느낌이었다.

레이키 촉진하기

모든 사람은 그룹 힐링 세션으로 혜택을 받는다. 리시버와 힐러 모두 강력한 경험을 공유한다.

변화에 대한 인식

자신의 레이키 발달 상황을 확인하기 위해 에너지 레벨을 모니터하는 것이 좋다. 자신이 변화하는 것을 인식할 수 있는 가장 좋은 방법은 일기를 쓰는 것이다. 일기를 쓰면 인생의 주요 사건들뿐만 아니라 자신의 점진적인 변화를 깨닫는 데도 도움이 될 것이다. 당신에 대한 다른 사람의 반응을 정리하고, 당신이 레이키를 배우기 전에 다른 사람이 보였던 반응과 어떻게 다른지 확인하라. 다른 사람들이 자신에게 더욱 긍정적으로 변했음을 깨달았다는 레이키 지지자들이 많다.

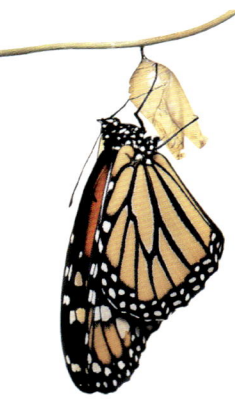

새로운 탈피
당신의 시야와 태도가 새로워지기 시작하면서 변화를 경험할 수 있다.

감정 기록하기
꾸준히 일기를 쓰거나 메모를 한다면 레이키가 이뤄 낸 변화를 더욱 쉽게 모니터할 수 있다.

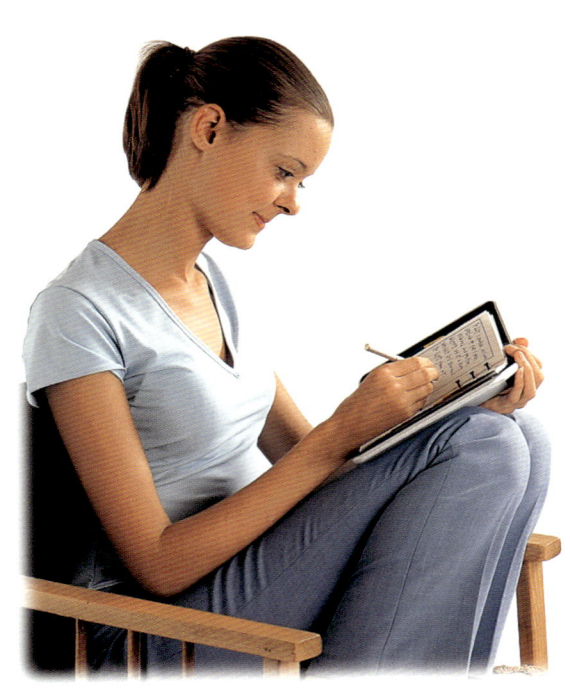

영혼의 창문
당신의 친구는 당신의 눈에 비치는 평온함을 통해 변화를 감지할 수 있을 것이다.

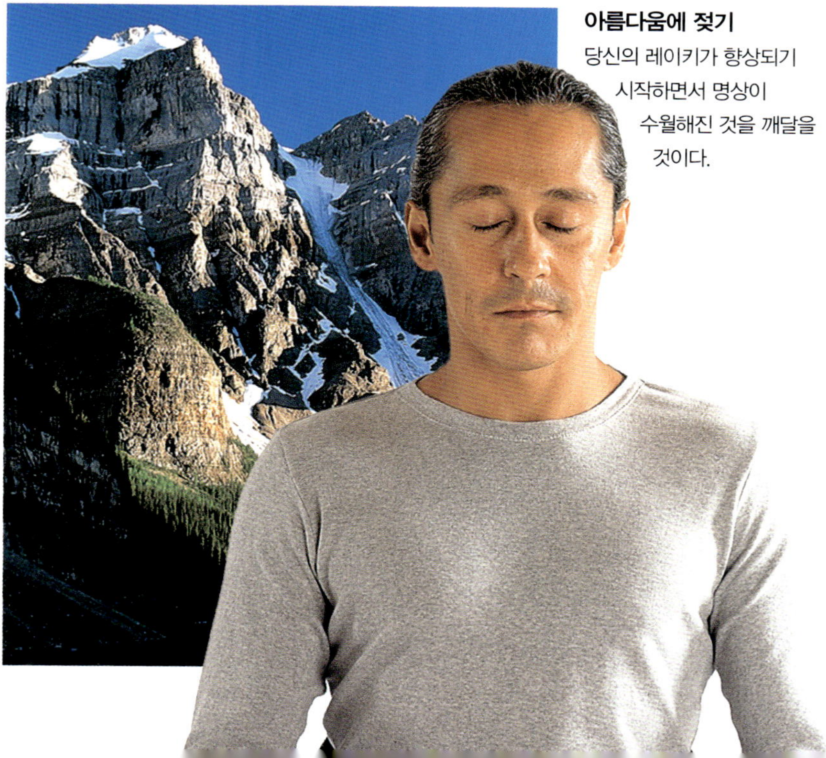

아름다움에 젖기
당신의 레이키가 향상되기 시작하면서 명상이 수월해진 것을 깨달을 것이다.

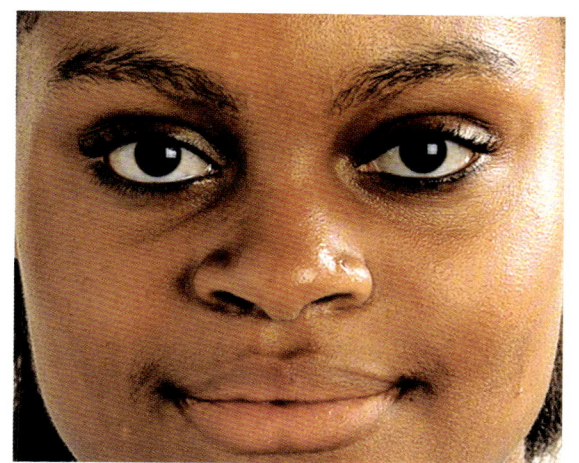

마스터와의 관계

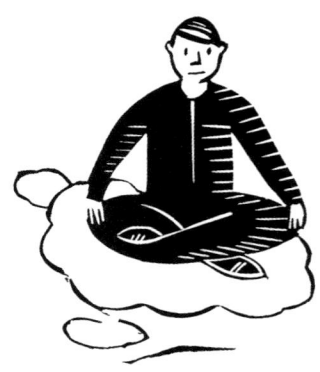

깊은 자각
레이키 마스터와 좋은 관계를 형성하고 대화하는 것이 교육의 가장 중요한 부분이다.

영적 자각을 심화시키고 탐구 여정을 평가하는 과정에서는 레이키 마스터와 이야기하는 것이 중요하다. 이것은 모든 단계의 레이키에 있는 사람들에게 유용할 수 있지만, 많은 사람이 특히 2단계와 그 상위 단계의 레이키를 탐구하기 시작할 때 마스터와 가까운 관계를 맺을 필요성을 느낀다. 당신이 가지고 있는 의심이나 의문 사항에 대해 논의하는 것이 좋은데, 이때 마스터들은 기꺼이 당신을 도와주고자 할 것이다. 이러한 대화는 당신에게 확신을 주고 당신이 가지고 있을 걱정을 해결해 줄 것이다. 마스터와 사사로이 대화하면 혼란을 줄이고 당신이 선택한 인생에 대해 안도하고 확신할 수 있다는 점에서 매우 중요하다.

당신이 품고 있는 의문 사항이나 의심에 대해 마스터에게 서슴지 말고 이야기하라. 학생의 말에 귀를 기울이는 것은 마스터의 매우 중요한 역할이다. 마스터는 학생이 발전하도록 도울 책임이 있으며 학생의 경험에 대해 자주 이야기할 필요가 있다는 것을 잘 알고 있다.

발전의 확인

마스터는 당신이 정기적으로 자신의 인생을 검토해 보고 지난 대화 이후 몇 달간 자신이 어떻게 변화했는지 살펴볼 수 있도록 도울 수 있다. 레이키의 효과는 점진적으로 나타나기 때문에 학생이 바로 깨닫지 못할 수도 있다. 마스터는 이러한 변화를 더 잘 감지할 수 있으므로 당신의 발전 상황에 대해 알려 줄 수 있다.

예를 들어, 당신은 상사와의 관계가 점차 좋아지고 있다거나 아이들과의 시간을 더 즐기고 있다는 사실을 깨닫지 못할 수 있다. 잠시 숨을 고르고, 레이키를 시작하기 전 당신이 어떠했는지 돌아보도록 당신을 일깨워 줄 수 있는 사람을 찾는 것도 좋다.

레이키 마스터는 당신 삶의 여러 부분을 평가해 주고 어려움에 대처할 방법을 알려 줄 수 있다. 상위 단계의 레이키를 배울지 여부를 결정해야 할 때에도 반드시 마스터와 이야기해 보아야 한다.

마스터의 이야기 듣기

마스터와 시간을 보내면 그에게 가르침을 받고 우리 내면과 주변의 새로운 우주와 만나게 된다.

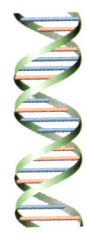

삶의 요소
의식의 가닥들이 함께
엮여 끊을 수 없는
영적 사슬을 형성한다.

마스터십으로의 전환

레이키 마스터 단계는 모든 사람을 위한 것이 아니므로 어렵고 도전적일 수 있다. 이 단계를 받으려면 평생의 헌신과 상당한 자기 발전이 필요하며 힐러이자 리시버로서 정기적으로 레이키를 사용해야 한다. 레이키 마스터 단계는 이처럼 중요한 단계이기 때문에 충분히 심사숙고하고 마스터와 논의해 보아야 한다.

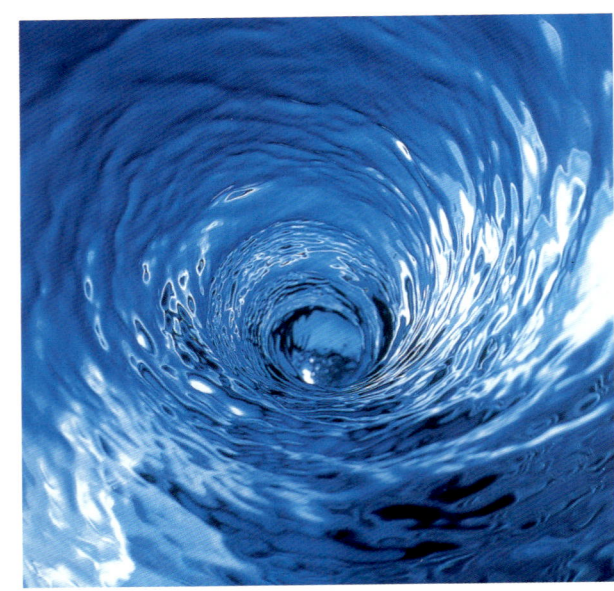

영적 원동력
레이키를 이용함으로써
몸과 마음에 그 어느 때보다
깊은 자각의 샘이
솟아오를 것이다.

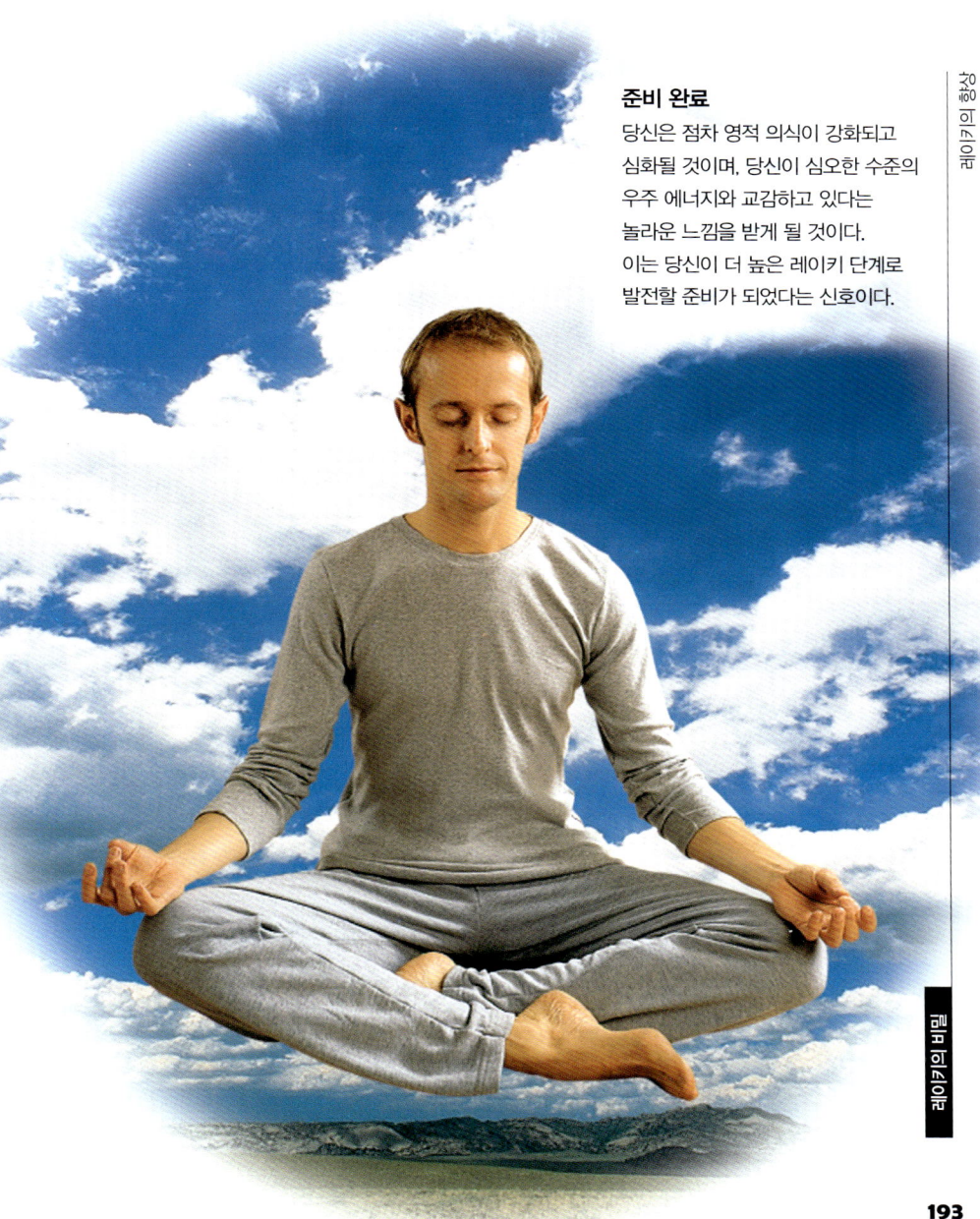

준비 완료

당신은 점차 영적 의식이 강화되고 심화될 것이며, 당신이 심오한 수준의 우주 에너지와 교감하고 있다는 놀라운 느낌을 받게 될 것이다. 이는 당신이 더 높은 레이키 단계로 발전할 준비가 되었다는 신호이다.

마스터 되기

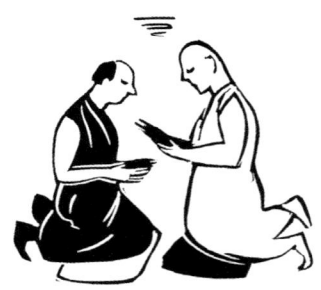

겸손함과 감수성
당신이 마스터가 될 운명이라면
교육을 받으라는 초대를
받게 될 것이다.

2단계 레이키에 관한 이해가 깊어지고 기술을 수행하게 되면서, 더욱 완전하게 레이키를 발전시키고 포용해야겠다는 커다란 사명감을 느낄 수도 있다. 3단계와 4단계(마스터 단계)는 감정적, 영적 수준에 작용하여 생명력 에너지와 더 깊이 연결되도록 학생을 열어 준다.

레이키 마스터는 다른 학생과 동일한 방법으로 레이키 에너지를 사용하되 이 레이키 여정을 좀 더 깊이 있게 여행한다. 분명 두렵지만 즐거운 여정일 것이다. 상위 단계를 시작하게 되면 당신은 걸음마다 에너지의 균형이 향상되고 레이키 흐름이 가속되는 것을 느끼게 될 것이다.

선택받은 사람

기존의 마스터가 새로 마스터가 될 사람을 초대하는 것이 전통이었다. 개인이 스스로 결정을 내리기보다는 레이키가 마스터를 선택하는 것이라고 말하는 사람이 많다. 기존 마스터들은 대부분 레이키가 자신에게 올바른 길임을 내면적으로 깊이 확신했다고 말할 것이다.

마스터 단계를 시작하기 전에 최소 2년 동안 레이키를 사용하는 것이 가장 좋다. 마스터십 교육은 몇 달에서 몇 년이 걸릴 수도 있다. 3단계에서는 자신의 발전에 집중하는 것에만 관심을 뒀겠지만 4단계에서는 다른 사람을 가르쳐야 할 책임도 갖게 된다.

4단계 교육을 받고 교습 마스터가 되기로 했다면 수업을 가르칠 장소를 물색하는 등의 실질적인 문제들을 고려해야 할 것이다. 또한, 책 마지막에 열거한 레이키 기관 중 한 곳에 연락해 볼 수도 있다.

사례

40세의 폴은 5년간 만성피로증후군(ME)으로 고생하고 있는 의사이다. 그는 이 증상을 극복하기 위해 레이키의 도움을 받기로 했으며 레이키 단계를 통한 길고 긍정적인 여정을 시작했다.

폴은 서양 의학을 배운 터라 처음부터 레이키를 신뢰하지는 않았다. 하지만 서양 의학으로는 ME를 치료하기가 어려워지자 친구의 제안에 따라 레이키 요법을 받게 되었고, 그 후에는 2단계와 3단계 레이키를 받는 데까지 이르렀다. 그는 3단계를 해야 한다는 강한 본능을 느꼈고 이제 그 보상을 받고 있다. 폴은 자신의 몸과 마음이 조화를 이루게 되었으며 의식이 점차 강해지는 것을 느낀다. 레이키는 폴이 폴 자신일 수 있는 자유를 주었으며, 폴은 다른 사람이 어떻게 생각하든 자신만의 길을 따를 수 있다고 확신하게 되었다.

세상에서의 위치

마스터가 되면 당신이 우주를 받아들이고 즐길 수 있으며 그 안에서 자신의 위치를 찾는 데 도움이 된다.

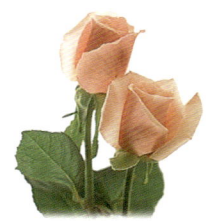

꽃잎이 열리고
많은 힐러가
레이키를 받은 환자들을 볼 때
값진 보상을 받는다.

힐러 되기

레이키에서는 누구나 자신의 힐러가 될 수 있다. 하지만 전문가의 도움이 필요할 때도 있다. 당신이 레이키 힐러가 되려고 생각하고 있다면 자신이 충분한 경험이 있는지 생각해 보아야 한다. 고객의 안전과 편안함을 고려하는 것도 배려의 한 부분이다. 힐러가 되는 데 필요한 지침은 다음 페이지에 소개한다.

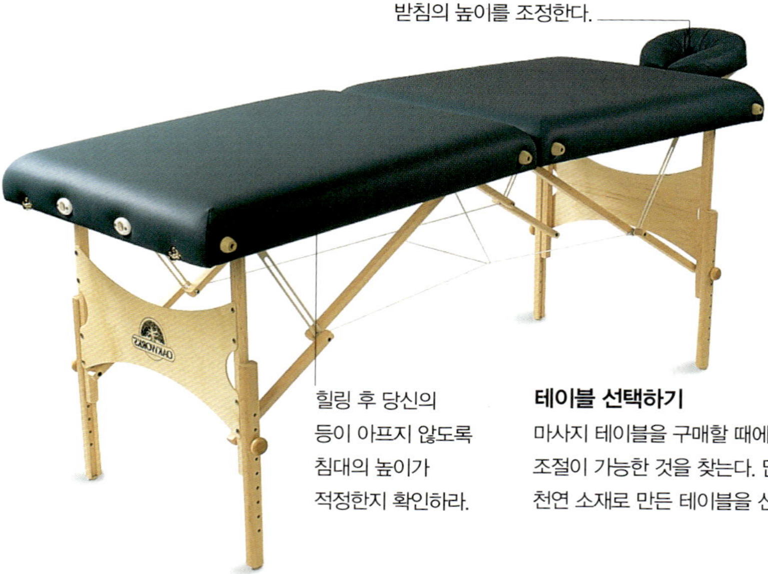

고객이 편안하도록 탈부착이 가능한 머리 받침의 높이를 조정한다.

힐링 후 당신의 등이 아프지 않도록 침대의 높이가 적정한지 확인하라.

테이블 선택하기
마사지 테이블을 구매할 때에는 높이 조절이 가능한 것을 찾는다. 많은 힐러가 천연 소재로 만든 테이블을 선호한다.

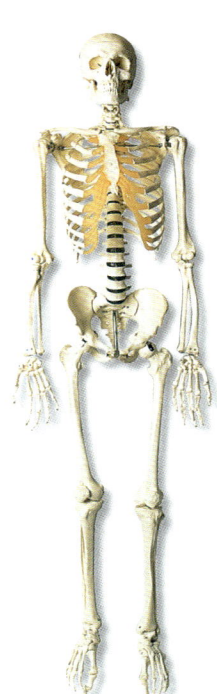

인체에 대한 지식
레이키가 완전히 안전하다 하더라도 일부 고객은 심각한 의학적 문제를 가지고 있을 수 있다. 해부학과 생리학을 공부하여 인체가 작용하는 방법을 이해하는 것이 가장 좋다. 마찬가지로 비상 시 대처할 수 있는 응급처치 교육을 받는 것이 좋다. 레이키를 전통 의학의 대체로 사용해서는 절대 안 된다. (힐링해서는 안 되는 경우에 대한 내용은 131페이지를 참조한다.)

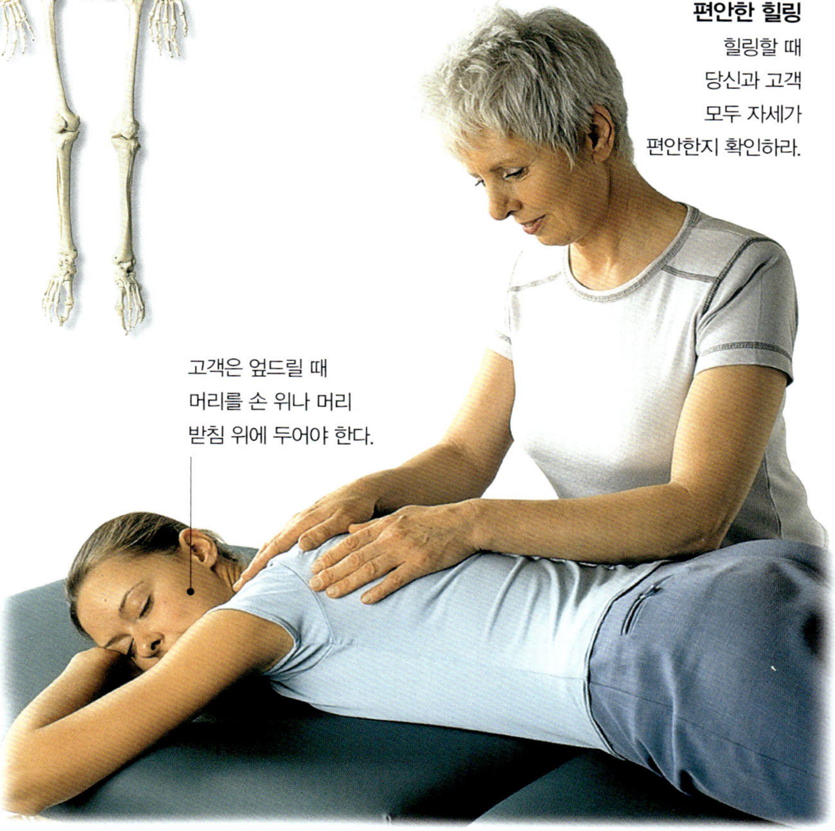

편안한 힐링
힐링할 때 당신과 고객 모두 자세가 편안한지 확인하라.

고객은 엎드릴 때 머리를 손 위나 머리 받침 위에 두어야 한다.

힐러에게 필요한 것

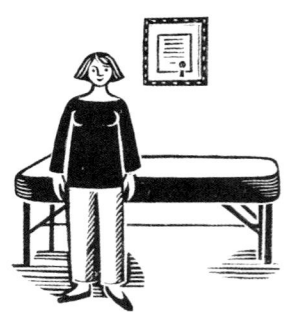

주는 것이라는 선물
레이키 힐링을 주기 전에는
시간을 엄수하며 차분하고
침착한 것이 중요하다.

1단계를 완료하면 누구라도 레이키를 수행할 수 있다. 그러나 1단계만으로는 다른 사람의 힐링 과정을 돕는 데 필요한 기술과 이해력을 얻을 수 없다. 당신이 전문 레이키 힐러가 되어 서비스 요금을 받고자 한다면 수행과 관련한 다양한 실질적 문제들을 해결해야 할 것이다. 또한, 당신의 레이키 경험과 지식이 충분한지 확인해야 한다. 레이키 힐러가 되기 위한 특별한 조건은 없다. 하지만 다음 지침을 따른다면 당신이 힐링할 준비가 되었음을 확인할 수 있을 것이다.

레이키 경험

레이키 힐러가 되는 것을 고려하기 전에 1단계 레이키를 완료하고 적어도 3개월간(6개월 이상 하면 더 좋다) 그 기술을 수행해야 한다. 이는 매일 자신을 힐링하고 다양한 사람에게 레이키를 주어야 한다는 것을 의미한다(92~143페이지의 "힐링하기" 참조).

    당신이 이미 다른 치료 요법 분야의 전문가라 하더라도 반드시 2단계 레이키를 완료하고 몇 달간 원격 힐링과 손을 대고 하는 힐링을 수행해야 한다. 이것은 당신의 이해력을 심화시키며 당신이 레이키에 헌신하고 있음을 증명해 준다. 다른 사람을 지원하고 이들에게 발생할 수 있는 감정적 문제에 대처할 수 있는 충분한 지식도 필요하다. 신체가 작용하는 방법에 대해 이해하는 것도 도움이 된다(196~197페이지 참조). 당신이 힐링한 사람의 사례들뿐만 아니라 당신의 발달 상황과 경험에 대해서도 계속 기록해야 한다(188~189페이지 참조). 그런 다음 수행을 시작하기 전 승인을 받아야 하는 당신의 마스터와 위 기록 내용에 대해 논의할 수 있다. 모든 레이키 힐러가 전문 레이키 기관에 소속되어 있는 것이 가장 좋다.

전문적인 수행

법률상 고객을 맞이하는 사람은 공공 책임보험 및 과실보험을 포함한 전문 보험에 가입해야 한다. 이러한 보험은 힐러와 고객을 보호해 준다. 편안하며 목적에 맞는 장소도 필요하다(96~99페이지 참조). 장비는 거의 필요하지 않지만, 전문 레이키 힐러라면 우수하고 편안한 힐링 침대를 마련해야 한다(앞 페이지 참조).

힐러의 역할

힐링을 하는 것은 레이키이지 힐러가 아님을 명심하라. 힐러는 힐링을 할 수 있는 공간을 제공하고 리시버를 지원할 뿐이다.

레이키의 범위

힐링 에너지에 접근하면 당신의 건강과 인간관계, 인생 방향에 직접적이고 긍정적인 효과를 가져올 수 있다. 레이키를 이용해 자신의 상황을 안정시키거나 가족이나 친구, 동료, 그 밖에 당신이 관계하는 사람들의 삶을 향상시키기 위해 레이키를 줄 수 있다. 원격 힐링은 레이키의 범위를 더욱 확장시켜, 다른 나라에 살고 있는 사람에게도 레이키를 줄 수 있으며 어떤 상황이나 장소에도 힐링 에너지를 보낼 수 있다. 심지어는 세계 평화를 위한 행동의 하나로 레이키를 이용할 수 있다.

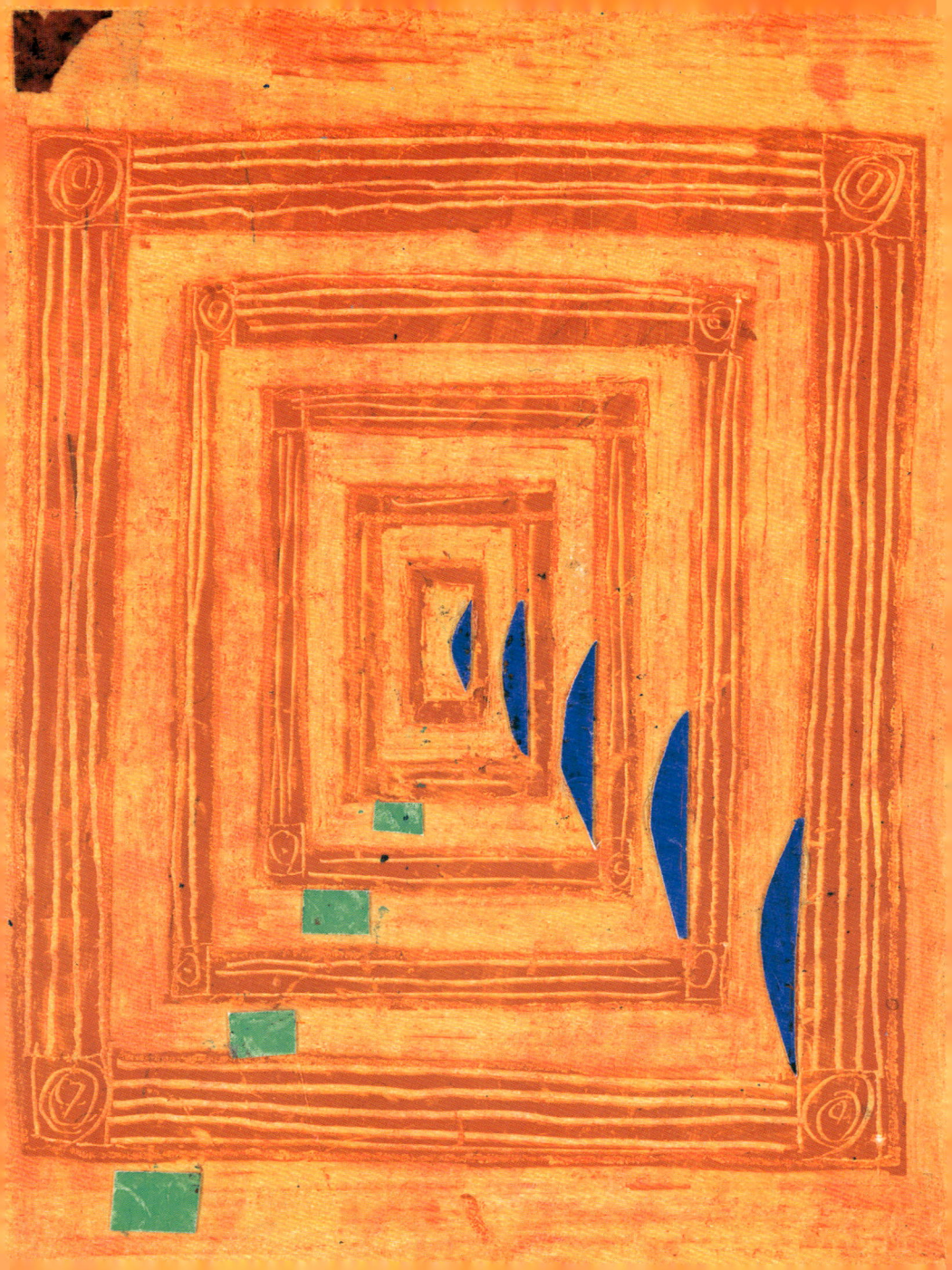

매일의 지원

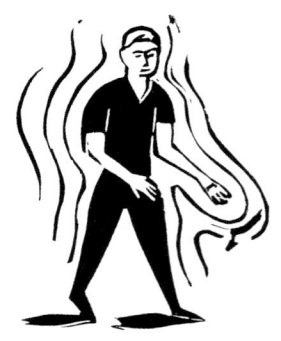

평온한 오라(aura)
레이키는 당신 주변의 모든 사람과 사물에 대한 당신의 태도, 당신의 존재, 동기를 이루는 핵심 부분이 된다.

어떤 레이키 지지자들은 레이키가 친구와 같다고 말한다. 에너지가 당신을 통해 작용하기 때문에 이 에너지는 당신의 일부이며 항상 그곳에 있다. 당신은 언제라도 레이키 에너지에 접근할 수 있으므로 끊임없는 지원 수단으로 이 에너지를 활용할 수 있다. 많은 사람이 이 사실을 아는 것만으로도 내면을 바라볼 확신이 생긴다. 이것은 이들의 발전에 방해가 될 수 있는 구식 사고방식이나 행동 패턴을 정확하게 집어내 없애는 데 도움이 된다.

관점의 변화

레이키를 사용한다고 하여 문제가 사라지거나 인생의 주요 난관들이 해결되는 것은 아니다. 하지만 레이키가 난관을 바라보고 해결하는 방법을 변화시킨다는 사실을 알게 될 것이다. 어떤 문제에 압도되어 이를 해결하기 위한 정확한 시작점을 찾지 못하는 경우가 많다. 레이키를 주고받으면 평온함을 되찾는 데 도움이 된다. 어느 정도의 정신적 공간에 접근하면 좀 더 명확하게 생각할 수 있으며 당신이 직장, 인간관계, 건강, 다른 인생 부문에서 올바른 방향으로 가고 있는지를 알 수 있게 된다.

운명 결정하기

레이키를 시작한 순간부터 일기를 쓰는 것은 큰 효과가 있다. 당신 자신과 가족에게 발생하는 일과 업무 중에 발생하는 일들을 메모하라. 당신이 달성하고자 하는 목표를 설정하고 이를 성취하기 위한 시간을 마련하라. 당신의 기분이나 건강 상태 등도 기록할 수 있다. 몇 개월 후나 몇 년 후에는 당신의 과거 모습, 기분, 했던 일 등을 자세히 그릴 수 있을 것이다. 이것은 과거와 현재를 바라보는 기준점이 되며, 당신의 발달 과정을 더욱 명확하게 바라보는 데 도움이 될 수 있다.

사례

29세의 비즈니스 저널리스트인 휴고는 4년 전에 1단계 레이키를 배웠다. 그는 자신에게 정기적으로 레이키를 사용하며 가끔 다른 사람들을 힐링하기도 한다.

휴고는 레이키 과정을 즐겼으며 이를 통해 큰 혜택을 얻었다. 예전에 그는 심각한 스트레스와 불면증에 시달렸고 아내와 자주 다퉜다. 현재 휴고는 숙면을 위해 잠들기 전 자신에게 레이키를 주며, 근심 걱정으로 한밤중에 잠이 깨는 날에는 다시 레이키를 수행한다. 중요한 마감일이 다가오면 가끔 2단계를 배운 친구들에게 원격 힐링을 보내 달라고 부탁한다. 일상생활에 레이키를 사용하면서 휴고는 더욱 차분해졌으며 스트레스를 더 잘 다룰 수 있게 되었다. 그는 이것이 아내와의 관계에도 크게 도움이 되었다고 생각한다. 이 부부는 50주년 결혼기념일이 얼마 남지 않았다.

믿음이 현실을 만든다

"당신의 믿음은 당신의 현실을 형성하는 데 도움이 되므로 긍정적인 생각과 레이키를 통해 당신의 생활 방식이 변할 수 있다." – 레이키 마스터

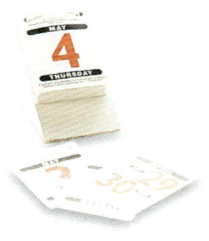

시간은 당신 편이다
당신이 원하는 것은 무엇이든
할 수 있는 시간이 있다.
지금 시작하라. 그리고 즐겨라.

목표를 정하라

현실적인 목표를 정하면 인생을 최대한 활용하고 긍정적인 경험을 쌓는 데 도움이 된다. 당신이 지속적으로 발전하는 데 필요한 것을 마음속으로 그려 보는 것이 중요하다. 인생에서 변하지 않는 어떤 것들은 우리가 힘이 닿는 데까지 그 모습 그대로 받아들여야 한다. 그러나 특정 목적을 위해서는 목표를 정하고 그것을 이루기 위해 나아갈 필요가 있다.

책임감
"나는 늘 그것을 갈구해 왔다."라고 말해 본 적이 있는가? 그것이 노래를 하는 것이든 걸어서 나라를 횡단하는 것이든 아이들과 어울리는 것이든, 그 무엇도 당신을 막을 수 없다. 오늘 첫발을 내딛고 필요한 정보를 얻은 후 그것을 실행에 옮겨라. 당신이 생각하는 것보다 더 많은 것을 이룰 수 있을 것이다. 인생 중반에 경력을 바꾸는 사람이 얼마나 많은지 보라.

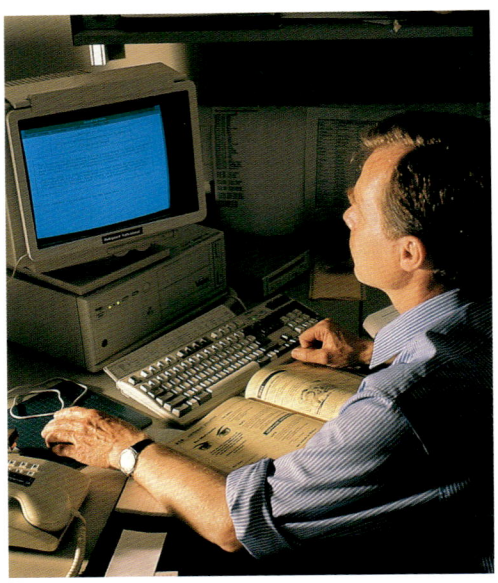

할 수 있다
새로운 기술을 배우기에 너무 늦은 때란 없다. 실패에 대한 두려움을 극복하는 것이 가장 먼저 할 일이다.

가족

직업

사랑

모험

일상생활에 레이키 활용하기

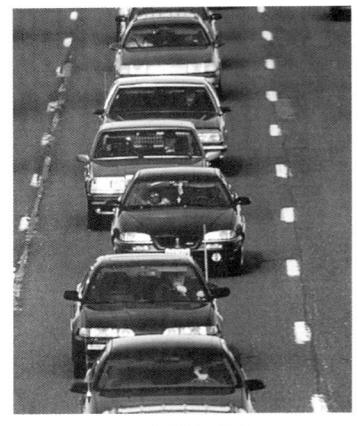

시간 활용하기
차가 막힐 때에는 짜증을 내거나 전전긍긍하기보다는 생각하고 명상하는 시간을 가지려고 노력하라.

우리에게 가장 필요한 것은 효율적으로 활용할 수 있는 더 많은 시간 혹은 그 시간을 사용할 수 있는 능력이다.

시간과 행동

시간이 충분치 않을 때 발생하는 중요한 요소 중 하나는 우리가 압박 속에 일하게 된다는 사실이다. 이 때문에 우리는 우리가 할 수 있는 능력보다 덜 생산적이게 된다. 레이키는 우리에게 명쾌함을 주어 긴장을 풀고 우선순위를 정하며 더욱 효과적으로 일할 수 있도록 도우며 휴식 시간도 마련해 준다.

압박감에서 벗어나기

당신이 하고 있는 모든 일이 반드시 필요한 일인지 자문하라. 일상생활에서 없어도 될 일이 있는가? 매일의 일과를 적어 보면 당신이 시간과 에너지를 낭비하는 부분을 파악하는 데 도움이 될 수 있다.

당신이 건강을 돌보고 있는지 자문하라. 식사와 수면을 규칙적으로 잘하고 있는가? 매일의 압박감에 대처하는 방법을 개선하기 위해 당신이 취해야 할 일은 무엇인가? 점심시간에 산책하기 등과 같이 아주 작은 일도 건강과 행복을 향상시키는 핵심 요소가 될 수 있다. (144~175페이지의 "보상받기" 참조).

예를 들어, 긴 여행이나 회의 전에 자신에게 빠른 레이키 힐링을 주어 압박감을 없애라. 당신의 일터나 당신이 어렵게 생각하는 특정 상황에 원격 레이키를 보낼 수도 있다. 원거리 레이키를 보내면 스트레스의 원인을 객관적으로 바라볼 수 있으므로 이를 더욱 효과적으로 해결할 수 있으며 감정적으로 영향을 덜 받을 수 있다.

균형

가능하면 매일 짧은 레이키 힐링으로 하루를 시작하는 것이 좋다. 밤에 긴장을 풀기 위해 레이키를 사용하는 사람도 많다. 레이키를 통해 우주에 소속되었다고 느끼는 아주 값진 경험을 할 수도 있다. 정기적인 레이키로 얻을 수 있는 이 소속감과 명쾌함을 활용해 인생의 주요한 세 부분, 즉 가족, 집, 직장을 자세히 관찰하라. 이 세 부분이 당신이 원하는 균형을 이루고 있는지 확인하라.

가장 원대한 목표

항상 성취할 수 있는 가장 높은 목표를 정하라. 너무 쉬운 목표만 세운다면 당신은 그것밖에 이루지 못할 것이다.

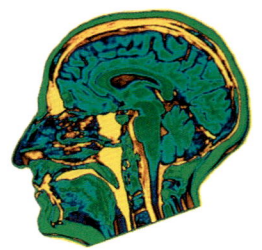

정신과 신체
뇌는 정신, 신체와 상상하기 어려운 속도로 복잡하게 상호 작용을 한다.

정신, 신체 그리고 영혼

질병(disease)은 마음이 불안정(dis-ease)하여 발생할 수 있다. 예를 들어, 너무 오랫동안 걱정하거나 피곤해하거나 두려워한다면, 쉴 수도 먹을 수도 없고 자신을 돌볼 수도 없다. 혹은 너무 오랫동안 외로움에 시달리거나 압박받고 있다면 결과적으로 신체가 반응할 것이다. 그러므로 가끔은 자신의 인생을 돌아보는 것이 중요하다. 나의 인생은 내가 원하는 방향으로 흘러가고 있는가?

나의 현실 창조하기
질병은 정신적, 감정적 혼란이 밖으로 나타난 것이라는 생각이 일반적으로 수용되고 있다. 레이키는 마음과 영혼에 평화와 조화를 가져와 신체적 장애의 불씨를 진정시키는 작용을 한다. 레이키는 문제의 근원까지 도달하기 때문에 만성 질환이라도 레이키의 도움을 받을 수 있다.

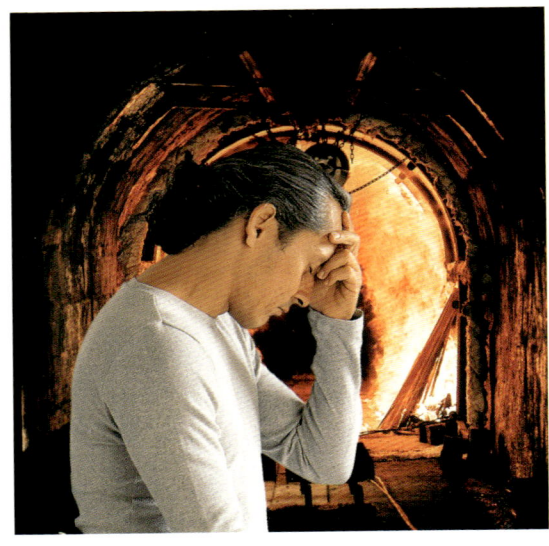

원인의 치료

어떤 힐러는 새우등과 같은 신체적 결함이 있는 환자를 힐링한 지 몇 세션 만에 결함이 개선되는 것을 확인했다고 보고했다. 고칠 수 없을 것 같은 질병도 감정적, 영적 고통과 관련될 수 있으며 레이키를 통해 완화시킬 수 있다.

영적 명쾌함

레이키가 작용하면 마음속 풍경이 분명하고 아름다운 그림이 된다.

사례

31세의 교사 린지는 한번 시작되었다 하면 일주일이나 계속되는 두통에 시달려 왔다. 그러던 중 1999년 레이키 과정을 시작했으며, 인생에서 가장 정화되고 영적으로 각성하는 경험을 했다. 린지는 첫 강의로 자신을 인도해 준 모든 것에 깊이 감사한다. 그가 레이키를 수행하며 받은 느낌은 깊은 평화였다. 린지는 레이키를 개인적인 성장을 위한 과정으로 생각하며, 레이키가 자신을 신체적, 감정적, 영적으로 회복시키고 완성시킨다고 말한다.

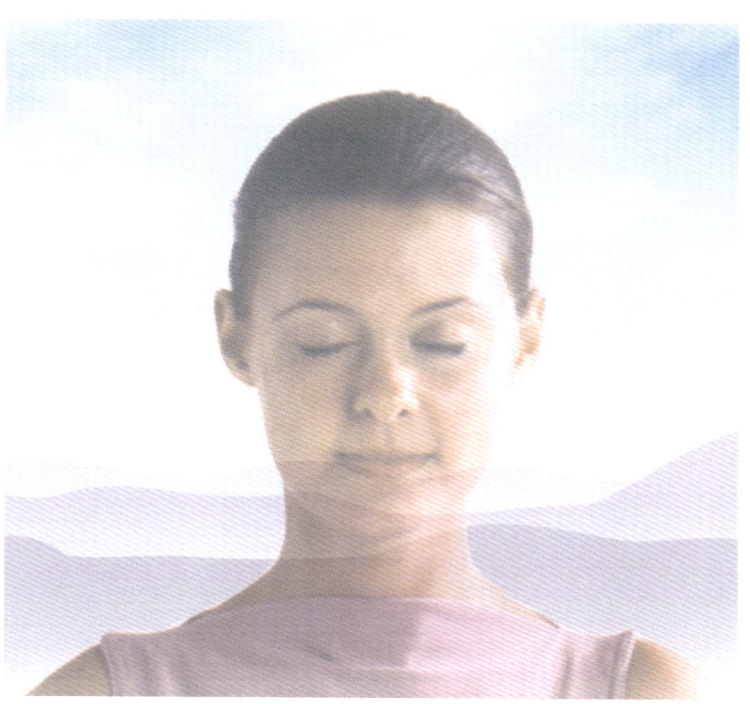

친구와 가족 돕기

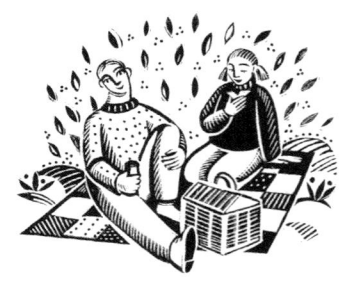

레이키는 위기를 모른다
가족과 친구가 어려운 상황을
헤쳐나갈 수 있도록
레이키를 불러내라.

누군가에게 레이키를 주기 전에 항상 허락을 구해야 한다. 그러나 가족이나 가까운 친구에게는 비공식적으로 레이키를 주고 싶을 수도 있다. 누군가를 안아 주고 레이키 에너지를 보태는 것은 그 사람을 지원하는 정답고 부드러운 방법이 될 수 있다. 벗겨진 무릎이나 손가락의 상처와 같이 경미한 부상의 통증을 완화하기 위해 레이키를 주어라. 아이들은 시험 전에 레이키 힐링을 받고자 할 수 있으며 당신은 이들을 돕기 위해 원거리 레이키를 보낼 수 있다. 예를 들어, 아이들이 갭이어(gap year, 영국에서, 고등학교를 졸업한 후 바로 대학에 진학하지 않고 쉬면서 다양한 경험을 쌓는 한 해.—옮긴이)에 해외 배낭여행을 떠나 멀리 떨어져 있는 경우에도 원격 레이키가 유용하게 쓰일 수 있다. 아이들이 밤에 들어오지 않아 걱정이 될 때 아이들에게 레이키를 보내는 것은 마음을 안정시키는 건설적인 방법이다.

시작과 끝

레이키는 분만 중인 여성이 긴장을 풀고 깊은 숨을 내쉴 수 있도록 도와준다. 당신은 분만 중에 자신에게 레이키를 줄 수 있으며, 혹은 배우자나 친구가 레이키를 주어 당신을 지원할 수 있다.

레이키 힐링은 가족을 잃은 사람에게 위안이 될 수 있다. 어른들만 사랑하는 사람을 잃고 정신이 혼란해질 수 있는 것이 아니라 아이들도 큰 슬픔에 잠겼으나 이것을 잘 표현하지 못하고 있을 수 있다. 이들 모두 따뜻한 레이키를 통해 큰 혜택을 얻을 것이다.

많은 사람이 자신의 애완동물에게 강한 애착을 가지고 있다. 아픈 애완동물에게 레이키를 보내거나 애완동물이 죽은 경우 그 주인을 위로하기 위해 레이키를 보내라.

사례

섀도우는 레이키 힐러인 마리와 함께 사는 열다섯 살짜리 독일 셰퍼드이다. 이 개는 관절염 때문에 뒷다리가 불편했다. 섀도우는 심하게 헐떡거리며 매우 힘들어 보였고 눈에도 백내장이 생기기 시작했다.

마리가 섀도우에게 레이키를 주기 시작하자, 섀도우는 긴장을 풀고 눈을 감더니 마리가 계속 힐링을 하도록 내버려두었다. 마리는 섀도우에게 15~20분 동안 두 차례 힐링을 주고는 그 사실을 까맣게 잊고 있었다. 그 다음 날 섀도우는 마리를 졸졸 따라다니며 마리가 레이키를 더 줄 때까지 그녀에게 몸을 비볐다. 다음 며칠 동안 마리는 섀도우에게 매일 힐링을 해 주었다. 그때부터 마리와 남편 믹 모두 섀도우에게 변화가 생긴 것을 눈치 챘다. 섀도우는 훨씬 조용해졌으며 눈에 있던 백내장도 사라졌다. 섀도우는 이제 정기적으로 레이키를 받고 있으며 매우 만족스러워한다.

마리와 믹은 섀도우가 오래 살지 못한다는 사실을 알고 있다. 하지만 이들은 섀도우가 마지막 여생을 편안하게 지낼 수 있게 되어 행복하다

소유와 유지

아이들이 멀리 떠난다면 이들이 여행 중에 지닐 수 있는 기념품을 주어라. 하지만 먼저 이 기념품에 사랑의 레이키 에너지를 채워라.

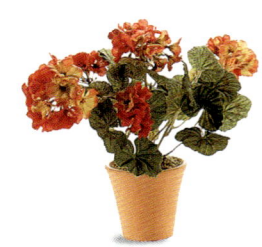

에너지 충전
식물이 잘 자라게 하려면 화분 주변에 두 손을 얹거나 상처 난 줄기에 레이키를 주어라.

가정에서의 레이키

가정에서 어떠한 방식으로든 레이키를 활용할 수 있다. 매일 애완동물을 힐링하거나, 집 안이나 앞마당에 있는 화초 혹은 새로 심은 씨앗이나 자른 가지에도 레이키를 줄 수 있다. 집 안의 다른 방으로 원격 힐링을 보내 에너지 흐름을 돕는 사람도 많다.

문제 해결
레이키를 이용해 잃어버린 물건을 찾거나 열리지 않는 뚜껑을 열거나 추운 아침에 시동이 걸리지 않는 차에 시동을 걸 수 있다. 또한, 식탁을 차리기 전에 혹은 레스토랑에서 특히 음식의 준비 과정이 의심스러울 때 음식에 레이키를 줄 수 있다. 혹은 가족끼리 사소한 일로 다투고 나서도 이 요법을 이용해 방을 정화시킬 수 있다.

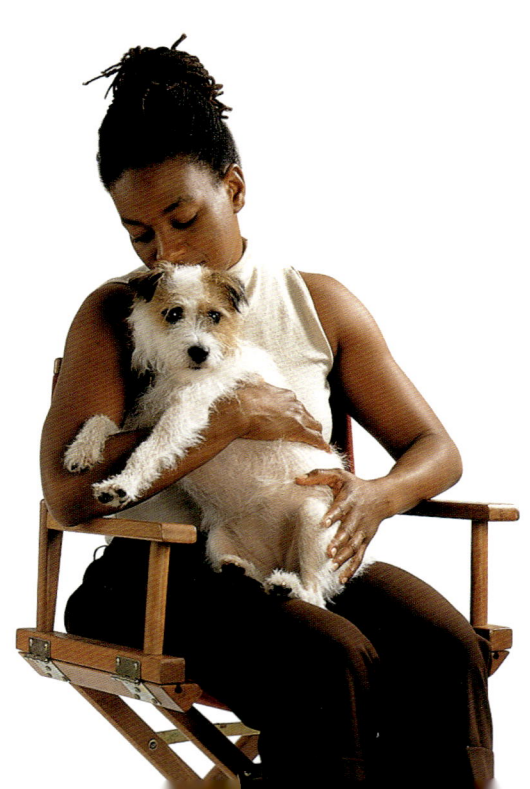

동물 사랑
많은 동물이 레이키에 잘 반응하며, 힐링을 통해 애완동물과 훨씬 더 친근해질 수 있다.

특별한 선물
사랑하는 사람에게 특별한 선물이나 기념품을 줄 경우에는 먼저 이것을 레이키로 힐링하라.

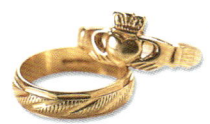

긍정적인 진동
음식에 레이키를 주어 매끼 식사에서 신체적으로뿐만 아니라 영적으로도 영양분을 충분히 얻도록 하라.

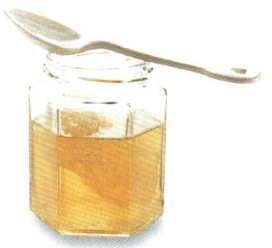

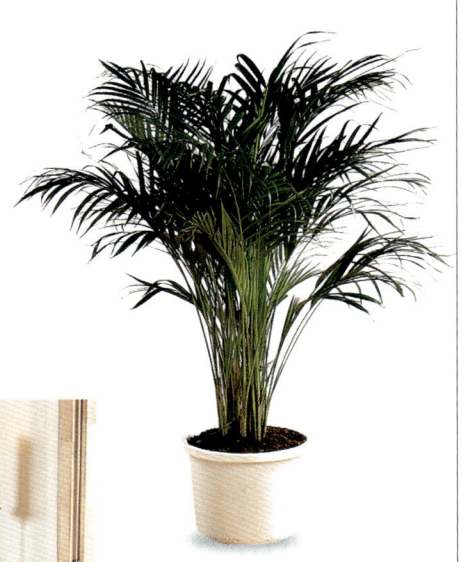

식물 관리
가정에서 화초를 가꿀 때 레이키를 주어 화초에 사랑과 에너지를 전달하라.

넘쳐나는 사랑
에너지를 계속 흐르게 하며 분위기를 긍정적이고 따뜻한 진동으로 가득 채우고 싶은 방에 레이키를 주어라.

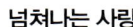

직장에서의 레이키

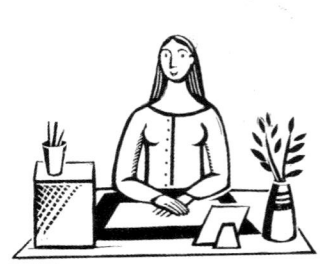

기분 좋은 근무
직장에 긍정적인 레이키 에너지를 주면 직장 생활을 즐겁게 할 수 있으며 당신의 능력을 최대한 발휘할 수 있다.

충격을 받았거나 기분이 좋지 않은 직장 동료에게 레이키를 줄 수 있다. 이때 레이키 전통을 명심하라. 힐링은 단 3회만 제안해야 한다. 동료가 당신의 제안을 받아들이지 않으면 더는 제안하지 마라. 직장에서 레이키를 줄 때에는 특히 신중해야 한다.

스트레스 감소

현대 직장 내에는 다양한 스트레스 원인이 있다. 예를 들면, 바람직하지 못한 근무 환경이라든지 늘어나는 업무량의 압박, 빡빡한 마감일, 동료나 상사와의 업무 조율 문제, 적은 월급, 불경기 등이 있을 수 있다.

레이키가 물질적인 변화를 가져올 수는 없다. 그러나 당신이 문제를 바라보는 방법을 변화시켜 이에 대처하는 전략을 향상시킬 수는 있다. 직장이나 업무상의 관계에 원격 레이키를 보내는 것이 종종 도움이 된다. 매일 직장까지 가는 길에 원격 레이키를 수행할 수도 있다.

짧은 힐링

동료가 당신의 레이키 제안을 받아들인다면 동료를 편안하게 앉히고 신발과 안경을 벗긴다. 한 손은 제3의 눈 짜끄라 위에, 다른 한 손은 머리 뒤에 둔다. 이 자세를 약 3분간 유지한다.

시간이 좀 더 있다면 두 손을 관자놀이 위에서 귀, 목 뒤, 목 짜끄라까지 움직이면서 힐링하라. 한 손은 가슴 상부에, 다른 한 손은 견갑골 사이에 두어라. 심장 짜끄라로 내려오면서 이 손으로 등을 비추어 태양 신경총을 힐링하고 다시 이 손으로 등을 비춘다. 무릎, 엉덩이, 마지막으로 발을 힐링한다. 각 자세를 2~3분간 유지한다.

사례

45세의 그레이엄은 2단계 과정을 받은 며칠 후, 직장에서 견디기 어려운 문제에 부딪혔다.

그레이엄이 근무하는 회사의 주요 부품 창고에서 중요한 물품들을 회사의 위성 기지 중 한 곳으로 발송했다. 하지만 당황스럽게도 이 물품들은 기지에 도착하지 않았고 여기저기 전화를 해 보았지만, 물품의 행방을 찾을 수가 없었다. 기지 재고조사 프로그램을 담당하고 있었던 그레이엄에게는 치명적인 상황이었다. 그레이엄은 공황 상태에 빠졌으나 곧, 회사에 레이키를 보내야겠다고 결심했다. 다음날 아침 그레이엄은 물품이 방금 도착했다는 전화를 받았다. 아무도 물품이 어디에 있었는지 설명하지 못했다. 하지만 그레이엄은 레이키 힐링에 감사했다.

민감한 터치

레이키에 어튠되면 당신이 알아야 할 것을 당신의 손이 알려 줄 것이다.

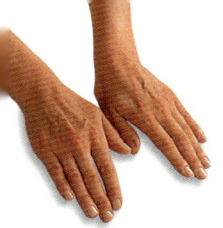

민감한 터치
레이키에 어튠되면 당신이 알아야 할 것을 당신의 손이 알려줄 것이다.

다른 사람 돕기

많은 사람이 직장에서 힘든 시간을 보내고 있거나 아픈 친척, 가족에게 매일 원격 레이키를 보낸다. 레이키는 수술 전후에 힐링을 촉진하는 데 사용되기도 한다. 레이키는 어디에도 적용할 수 있으므로 원격 힐링 기법을 이용하거나 힐링을 주거나 단순히 당신이 걱정하고 있는 사람의 손을 잡아 주어도 그 효력을 발휘한다.

사랑의 손길
레이키는 병원이나 호스피스에 있는 환자들뿐만 아니라 그곳에서 일하는 직원들에게도 값진 것이다. 레이키는 사랑하는 사람을 잃은 사람들에게 위로가 되어 주며 죽어가는 사람에게도 평온함을 준다.

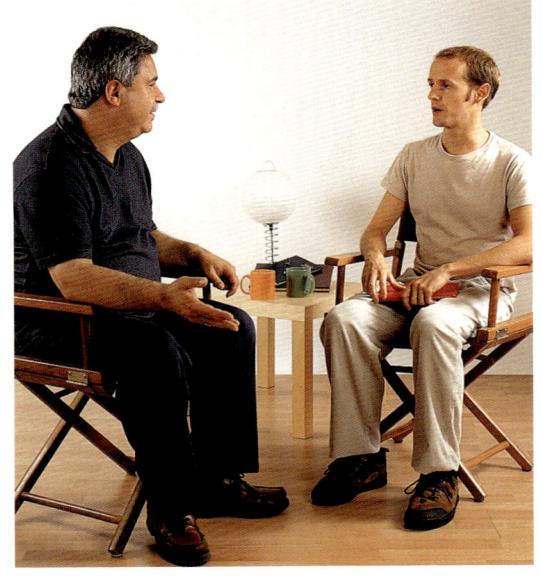

어려운 순간
친구에게 레이키를 보내고 있다는 사실을 알리면 그 친구가 업무 평가나 회의에서 잘해 낼 수 있도록 도울 수 있다.

어둠 속의 한 줄기 빛
레이키는 위중한 상태의 환자가 자신의 질병과 상황을 받아들이는 데 도움이 될 수 있다.

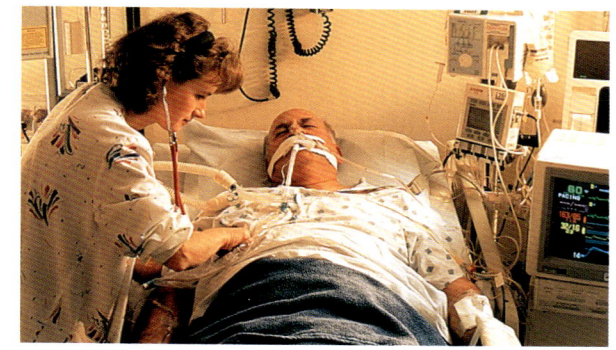

고통 받고 있는 사람에게 감정을 발산해도 좋다며 용기를 주어라.

손을 대고 하는 힐링
우울한 사람에게 레이키를 주어 안정을 찾도록 도와라.

손을 이용해 레이키 에너지를 주어라.

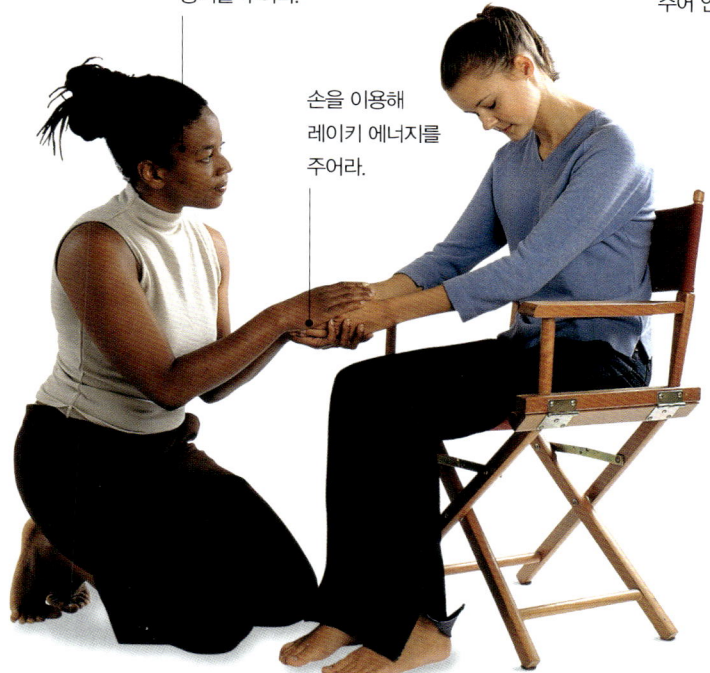

세계의식: 앞을 향해

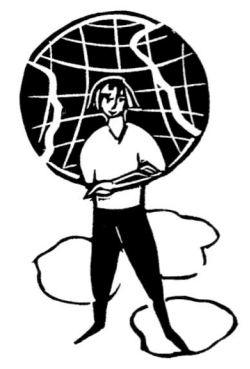

세계의 조화
많은 사람이 평화와 공정한 세상을 갈망한다. 레이키는 우리가 이 희망을 이룰 수 있도록 도와준다.

2차 세계대전 이후, 레이키를 수행하는 사람 수가 빠르게 증가하였다. 일본을 시작으로 레이키가 서구를 거쳐 전 세계의 다른 문화, 다른 종교, 다른 국가들 속으로 전파되고 있다. 레이키 힐러는 레이키의 성장이 긍정적인 네트워크를 형성하여 수천만 명의 의식을 고취시키는 데 도움이 된다고 믿는다.

영향력의 확산

레이키는 개인과 그 환경뿐만 아니라 전 세계적인 상황에 대해서도 힘과 이해, 용기, 평화를 가져다줄 수 있다. 어떤 사람은 아랍과 이스라엘의 분쟁 지역이나 전쟁으로 피폐해진 아프리카 대륙, 그 외 화와 혼란, 재난으로 우리가 응당 누려야 할 삶의 조화가 무너진 지역에 원격 레이키를 보낸다.

레이키 아웃리치 인터내셔널(Reiki Outreach International, 연락처 정보는 223페이지 참조)은 세계 평화를 위해 가능한 한 자주 힐링 에너지를 보내는 조직이다. 세상에 긍정적인 에너지를 가득 채우는 데 기여하기 위해 이들 기관에 연락해 볼 수 있다.

완전한 조화

일부 레이키 힐러들은 언젠가 세상의 모든 사람이 레이키를 알고 이것을 매일 일상생활에 활용하게 될 것이라 확신한다. 이들은 더 많은 사람이 레이키에 접근하고 더 많은 평화와 조화가 이 세상의 일부가 될 것이라 믿는다. 이것은 완전한 세계의 평화를 쉽게 얻을 수 있다는 이상향적 비전이 아니다. 오히려 이것은 각 사람이 자신 내면의 평온함에 도달하고 자신의 부정적인 행동 특성을 완화시킴으로써 주변 사람들에게 부정적인 영향을 덜 미치게 된다는 생각에 기인한다. 그러므로 사소하게는 각자가 자신의 지역사회에 긍정성을 보탤 수 있다.

레이키 교사는 레이키가 확산되는 속도를 증가시키는 데 도움을 준다. 더 많은 사람이 레이키를 수행한다면 그 혜택은 더 커질 것이다. 어떤 사람은 레이키 에너지를 사람에서 사람으로 전달되는 불꽃으로 비유한다. 양초 하나의 불꽃으로 더 많은 초를 밝힌다고 해서 원래 양초의 불꽃이 사라지는 것이 아니라 오히려 더 많은 빛이 생기는 것이다.

의식 확장하기

우리가 조용히 앉아서 마음과 의식을 확장시킨다면 이것이 반영되는 눈에 보이는 세상 역시 확장되고 고요해질 것이다.

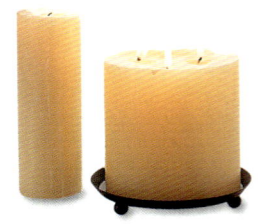

불 밝히기
레이키는 개인의 발전을 돕고 인생에 대해 더 밝은 태도를 보이도록 유도한다.

개인적인 여정

사람마다 정기적인 레이키 힐링을 하고 레이키를 자신의 삶에 활용함으로써 얻는 효과가 각기 다 다르다. 이러한 효과에는 개인적인 자유, 새로운 통제력, 자신의 진로에 대한 확신 등이 있다(146~153페이지 참조). 당신이 어튠하면 레이키 에너지를 이용할 다양한 방법을 선택할 수 있으며, 자신을 돕고 개인의 환경을 개선시키며 가까운 사람들을 도울 수 있다. 심지어는 세계 평화를 위한 긍정적인 바람을 보내는 하나의 매개체로 레이키를 활용할 수도 있다. 레이키를 가지고 무엇을 할지는 당신에게 달렸다.

새로운 신호 보내기
사람들이 점점 더 긍정적이 되면서 어떤 사람은 자신의 삶에 더욱 긍정적이고 유쾌한 사람이 모여든다는 사실을 깨닫게 된다.

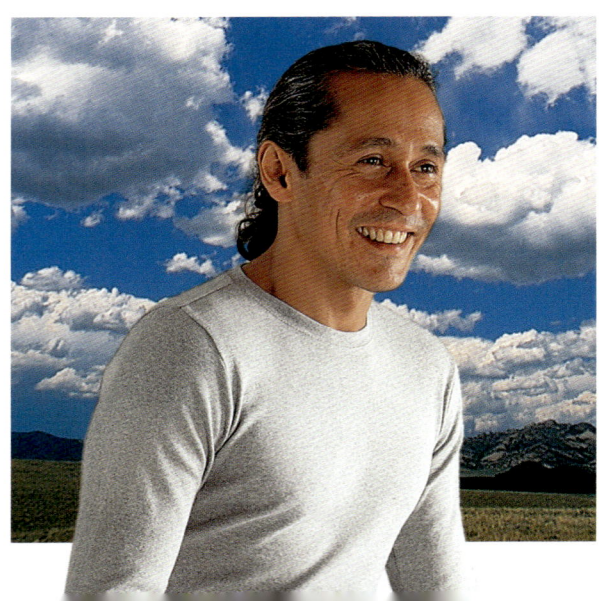

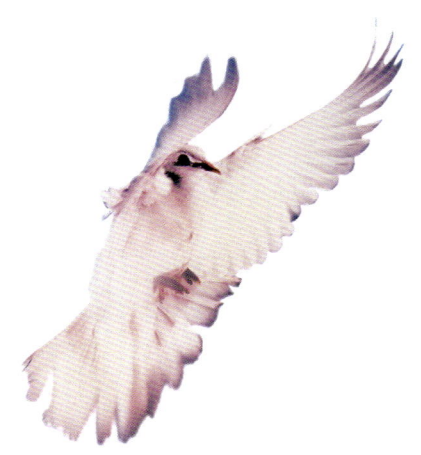

미지의 세계를 향해

오래된 습관과 행동, 패턴은 고치기가 어렵다. 하지만 레이키는 삶을 변화시킬 수 있는 시작점이 될 수 있다. 때로는 1단계가 수월할 수 있다. 인생에서 택할 수 있는 진로가 한 가지만 있는 것은 아니라는 사실을 알게 되는 것만으로도 큰 힘이 된다.

하루에 대한 생각

긍정적인 태도를 갖는 데 도움이 되는 레이키 계율을 기억하라. 매일 아침 다음과 같은 핵심 문구를 반복하고 온종일 이것을 명심한다면 긍정적인 시야를 확보할 수 있을 것이다.

- 오늘만은 걱정을 멈추어라. 오늘만은 내 마음이 편안하다.
- 오늘만은 화를 내지 마라. 오늘만은 평화롭다.
- 당신의 부모, 어른, 선생님을 존경하라. 나는 부모, 어른, 선생님, 아이들, 친구, 나 자신을 존중한다.
- 정직하게 생활비를 벌어라. 나는 정직하게 생활비를 벌며, 누구에게도 어떤 것에도 해를 끼치지 않으며 환경도 해치지 않는다.
- 살아 있는 모든 것에 감사하라. 나는 살아 있는 모든 것과 모든 상황이 가르치는 성장과 이해에 대한 값진 교훈에 감사한다.

매일의 실행

긍정성이 강화되는 것은 레이키가 주는 가장 큰 선물에 속한다.
이 점을 기억하기 위해 항상 레이키 계율을 몸에 익혀라.

용어 해설

그룹 힐링 한 명 이상의 힐러를 활용하여 힐링의 효과를 강화시키는 것.

레이키 우주 생명력 에너지를 리시버에게 전달하여 신체 내 에너지 흐름을 개선시키는, 손을 사용한 힐링의 형태.

레이키 계율 레이키 창립자인 우스이 박사가 일상생활을 향상시키기 위해 가르친 다섯 가지 확언.

레이키 마스터 레이키의 3~4단계를 연구하고 다른 레이키 마스터를 통해 입문한 사람.

만뜨라 각 레이키 상징에 부여된 신성한 이름.

명현 반응 리시버가 레이키를 받기 전보다 더 악화된 듯한 느낌을 받는 일시적 반응.

생명력 에너지 세상의 모든 사물을 구성한다고 레이키 지지자들이 믿고 있는 우주 생명력.

어튠먼트 신체의 에너지 흐름을 바꾸기 위해 짜끄라의 균형을 맞추는 입문 과정. 어튠한 사람은 레이키 에너지에 접근할 수 있으며 힐링을 위한 전달자 역할을 할 수 있다.

에너지 장애물 신체 주변의 에너지 흐름이 막혀 사람이 발전하지 못하도록 한다.

원격 힐링 사람, 장소, 상황, 관계, 사물 등에 긍정적인 힐링 에너지를 보내는 수단.

짜끄라 신체 내의 일곱 군데 주요 에너지 중심. 각 짜끄라는 삶의 다른 신체적, 감정적, 영적 양상과 관련이 있다.

읽을 자료

Bodo J. Baginski, Shalila Sharamon 저. 《레이키: 우주 생명 에너지(Reiki: Universal Life Energy)》, Life Rhythmn, 미국, 1988년.

Libby Barnett, Maggie Chambers, Susan Davidson 저. 《레이키 에너지 의학(Reiki Energy Medicine)》, Healing Arts Press, 미국, 1996년.

Helen J. Haberly 저. 《하와요 타카타의 일생(Hawayo Takata's Story)》, Archedigm Publications, 미국, 1990년.

Louise Hay 저. 《치유 - 있는 그대로의 나를 사랑하라(You Can Heal Your Life)》, Hay House Inc., 미국, 1999년.

Paula Horan 저. 《레이키를 통한 권한강화(Empowerment through Reiki)》, Lotus Light Publications, Shangril-La Series, 독일과 미국, 1989년.

Chris Parkes, Penny 저. 《레이키: 고대 힐링아트의 기본 지침(Reiki: The Essential Guide to the Ancient Healing Art)》, Vermilion, 영국, 1998년.

William Lee Rand 저. 《레이키: 힐링 터치(Reiki: The Healing Touch)》, Vision Publications, 미국, 1991년.

Sandi Leir Shuffrey 저. 《레이키 자가 학습(Teach Yourself Reiki)》, Teach Yourself Books, 영국, 2000년.

Sandi Leir Shuffrey 저. 《레이키: 초보자 가이드(Reiki: A Beginner's Guide)》, Hodder & Stoughton, 영국, 1999년.

유용한 연락처

레이키 전문가 협회(Association of Reiki Professionals)
미국 매사추세츠 01890 윈체스터 사서함 481
전화: 781 729 3530

보완적 힐러들 조합(Guild of Complementary Practitioners)
영국 버크셔주 RG40 4NS 핀참스테드 리델 클로즈 리델 하우스
전화: 0118 9735757

레이키 아웃리치 인터내셔널 (Reiki Outreach International)

(긴급 전화)
미국: 916 863 1500

국제 레이키 트레이닝 센터 (International Center for Reiki Training)
미국 미시간 주 48034 사우스필드 21421 힐탑 스트릿 28번가
전화: 248 948 8112

레이키 국제 연합(Reiki Alliance International)
미국 아이다호 주 83810-1041 카탈도 사서함 41

전화: 208 7833535

영국 레이키 연맹(UK Reiki Federation)
영국 웸블리 HAO 4FP 사서함 261
www.reikifed.co.uk

안젤라 로버트쇼(Angela Robertshaw)
영국 울버햄턴 WV7 3JB 알브라이튼 20 하이 스트릿
전화: 01902 374697
www.reiki-train.co.uk

감사의 말

먼저 이 책의 원고를 읽어 주고 비평해 주었으며 사진 작업에도 도움을 준 안젤라 로버트쇼(Angela Robertshaw)에게 감사드린다. 소도구와 사진 등을 빌려 준 나오미 블레이크(Naomi Blake), 런던 뉴 아카데미 갤러리(The New Academy Gallery), 런던 카고 홈숍(Cargo Homeshop), 필리스 레이 후루모토(Phyllis Lei Furumoto), 영국 안내견 협회(The Guide Dogs for the Blind Association), 런던과 글로스터셔의 마사지 테이블 스토어(The Massage Table Store), 데비 무어 파인애플(Debbie Moore for Pineapple)에 특별히 감사드린다.

사진에 도움을 준 마크 안사리(Mark Ansari), 데니스 크리스찬(Denise Christian), 미카엘라 클락(Michaela Clarke), 조이 던칸(Joy Duncan), 벤 에반스(Ben Evans), 클라우스 하이덴손(Klaus Heidensohn), 제이미 힉튼(Jamie Hickton), 파멜라 허드슨(Pamela Hudson), 미란다 라 크레뜨(Miranda La-Crette), 필립 로스(Philip Ross), 루이스 스위니(Louise Sweeney)에게도 감사드린다.

그림 협조

저작권자를 찾아 허락을 구하기 위해 최선을 다했다. 누락된 부분이 있다면 사과드리며 다음 판에서는 기꺼이 수정하도록 하겠다.

A-Z Botanical Collection Anthony Copper 27; **하우스 & 인테리어** Bruce Hemming 56b/Roger Brooks; **Phyllis Lei Furumoto** 29; **Powerstock Zefa** 23, 25, 41t, 41b/Randy Lincks 44/45b, 83, 84, 85b, 88tl, 148, 149b, 152/Kathleen Brown 153br/156, 157tl, 157bl, 157br, 171, 172, 173bl, 181tl, 195, 203, 205bl, 205tr, 205br, 206, **Science Photo Library**/Simon Fraser 14br/Dr. Gopal Mruti 15br/Royal Observatory, Edinburgh 20/Keith Kent 22/Phil Jude 33br/Tony Craddock 34tl/John Eastcott & Yva Momatiuk 34br/Jim Selby 43/Simon Fraser 61/Sheila Terry 65bl/Mauro Fermariello 80bl/Brenda Tharp 88–89/Alfred Pasieka 147/G.Brad Lewis 151/Gary Retherford 153tl/David Nunuk 189bl/Jarry Mason 204/Scott Camazine 208tl/Crown copyright(Health & Safety Laboratory 208br/Jerome Yeats 215/Blair Seitz 217; **The Guide Dogs for the Blind Association** 43b, The New Academy Gallery 97bl, 187

레이키의 비밀

초판 1쇄 발행 2013년 2월 5일
초판 2쇄 발행 2019년 1월 25일

지은이 앤 찰리쉬, 안젤라 로버트쇼
옮긴이 김병채, 김설아

펴낸이 황정선
펴낸곳 슈리 크리슈나다스 아쉬람
출판등록 2003년 7월 7일 제62호
주소 경상남도 창원시 의창구 북면 신리길35번길 12-9
대표전화 (055) 299-1399
팩시밀리 (055) 299-1373
전자우편 krishnadass@hanmail.net
홈페이지 www.krishnadass.com

ISBN 978-89-91596-42-9 03270

printed in Korea

* 책값은 뒤표지에 있습니다.
* 잘못 만들어진 책은 바꾸어 드립니다.